やさしくわかる
ECMOの基本

**患者に優しい
心臓ECMO、呼吸ECMO、E-CPRの
考え方教えます！**

氏家良人／監修
小倉崇以、青景聡之／著

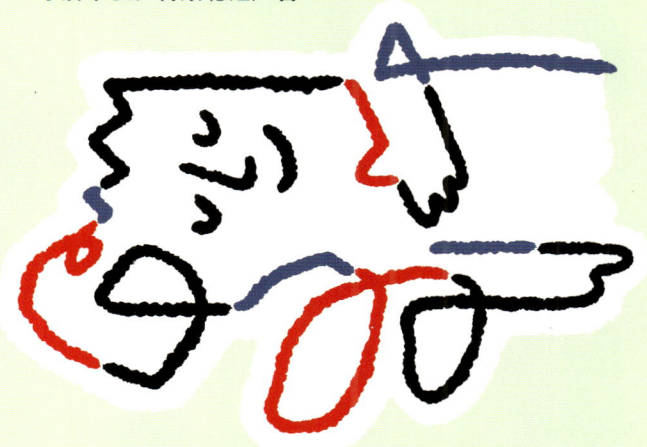

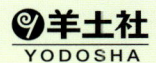
羊土社
YODOSHA

監修のことば

　2017年の春に，青景聡之先生から，小倉崇以先生と二人で研修医や看護師，臨床工学技士，その他医療者に向けて書かれる予定のECMOに関する書籍の監修を依頼された．それが，この「やさしくわかるECMOの基本」である．

　お二人は将来を期待されている新進気鋭のIntensivistであり，本書は研修医や看護師を目の前にして，ベッドサイドで説明をするようなスタイルで書かれており，非常にわかりやすく，堅苦しさがなく読みやすい．それでいて，新しい知識，ECMOのコツが見事に書かれていて，救急医療や集中治療の専門医にも刺激を与えることができる書籍である．監修をしていて，とても勉強になった．

　両先生はイギリス，スウェーデンのトップレベルのECMOセンターで学び，その経験をもとに本書を書かれた．しかし，実は日本でも1970年代から'90年代にかけて熊本大学麻酔科で牧森岡亨教授を中心に，膜型肺を用いた長期呼吸管理，心肺補助の研究，臨床応用が数多くされてきた．森岡先生はそれをECLA (extra-corporeal lung assist)，ECLHA (extracorporeal lung & heart assist) と呼び，セミナーを開催し普及教育活動もされていた．私は，確か'86年，'87年であったと思うが，当時所属していた札幌医科大学から熊本大学まで出向き講習を受けた．動物実験室ではECLAが装着されて数日経過したヤギが意識下で立っていたことを覚えている．まさに，awake ECMOを動物で行っており世界のトップの研究施設であった．

　私は，'88年に札幌医科大学救急集中治療部のスタッフとともに，人工肺をスタンバイしておき，これを心肺停止患者に対して用いることを始めた．今のE-CPRであり，世界にさきがけて臨床応用した．これが後にPCPSとなり日本中の救命救急センターに普及することとなった．森岡教授は学術集会でことあるごとに，"札幌医大グループはECMOを心肺蘇生に使い始めた"と賞賛してくれた．

　それ以前，札幌まで講演に来て頂いた寺崎秀則助教授（のちの熊本大学麻酔科教授）は，"ECMOがさりげなく長期に用いられるようになったときが臨床で受け入れられる時期であろう"と語っていた．当時，熊本で寝食を忘れ研究・臨床

に従事しておられた勝屋弘忠（前名古屋市立大学麻酔科教授），須加原一博（前琉球大学麻酔科教授），岡元和文（前信州大学救急科教授），久木田一朗（現琉球大学救急科教授）各先生達を初めとした先人に敬意を払い，若きIntensivistsが"いま，その時期を迎えさせてくれている"と一緒に喜びを分かち，監修のことばとしたい．

2018年2月

岡山大学名誉教授

氏家良人

はじめに

　すやすやと眠る子どもの寝息．これほどまでに優しくて柔らかくて，静かで安らかな呼吸というのも，この世には存在しないだろう．呼吸不全の患者さんの呼吸も，みんなこうであったらいいのに．僕はいつも，そう思っている．

　僕が医師になりたての頃，術後イレウスを背景とした吐物誤飲により，ARDSを発症した患者さんを亡くした．僕らは，真っ白になった肺を相手にこれでもかというくらいに頻回にガスを押し込み，無理くりに換気をさせて血液ガス所見の体裁を整えていた．その時の患者さんはとても苦しそうで辛そうで，とても見るに絶えなかった．その後の僕の脳裏には「ダメになった肺にガスを押し込む治療で，本当に人は良くなるんだろうか？」という疑問がつきまとい，僕の残りの研修生活は「肺に優しい呼吸」の探求に費やされていった．

　ECMOに出会ったのは，研修医を終えた2011年のことだ．スウェーデンのカロリンスカ大学ECMOセンターに出向くと，そこにはECMOを装着しながら居眠りをする老婆の姿があった．その胸元には，読んでいたはずの文庫本がそっと手を添えられて置いてある．その老婆の呼吸があまりに静かで，あまりに優しくて．これだと直感した．「どうやって肺に優しい換気をしようか？」を考えていた時代から，「どうやったら肺を使わずに呼吸ができるか？」を考える時代に突入した瞬間だった．

　あれから7年．僕はECMOフィジシャンとして生きている．エヴィデンスに乏しいと述べる識者から厳しい指摘をいただくことも多々あるが，僕はECMOをつけて居眠りをする患者さんの寝顔が純粋に好きだ．隣で眠る娘の寝息は，まるでお手本のようで，僕はいつもそんな呼吸に憧れて，ECMOと共にチャレンジを続ける．

2018年2月

前橋より
著者を代表して

小倉崇以

やさしくわかる ECMO の基本

患者に優しい心臓 ECMO、呼吸 ECMO、
E–CPR の考え方教えます！

目　次

第2章　ECMOを使おう！

第3章　ECMOだからできること

本文イラスト協力：小倉玲子

A) 遠心ポンプ

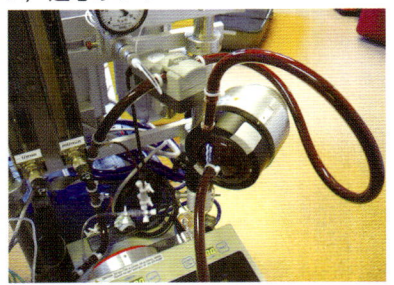

B) ローラーポンプ

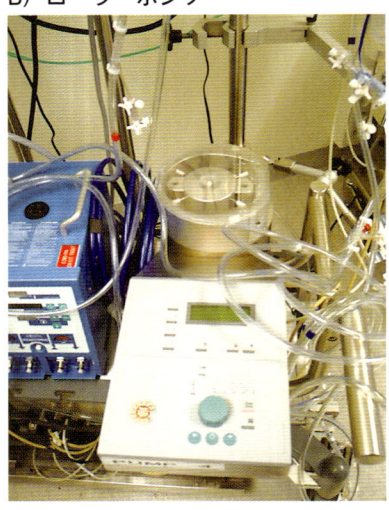

❶ ポンプの種類・構造
(p.59 図3参照)

A) ECMOで使用するカニューレ

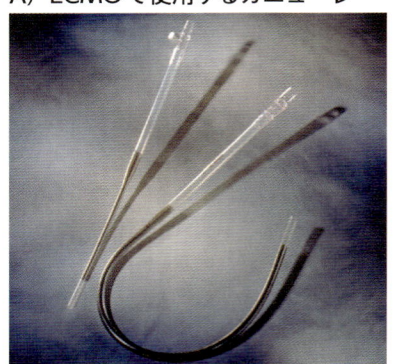

BioMedicus カニューレ（日本メドトロニック社製）

B) 脱血カニューレ（頸部）

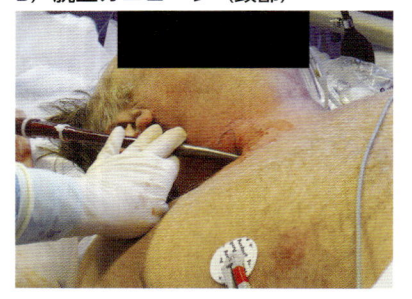

C) 送血カニューレ（鼠径部）

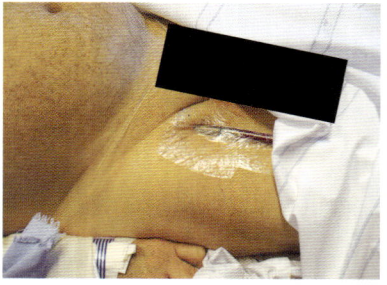

❷ ECMOカニューレ
脱血カニューレは送血カニューレよりも太い
(p.61 図4参照)

A）血圧計

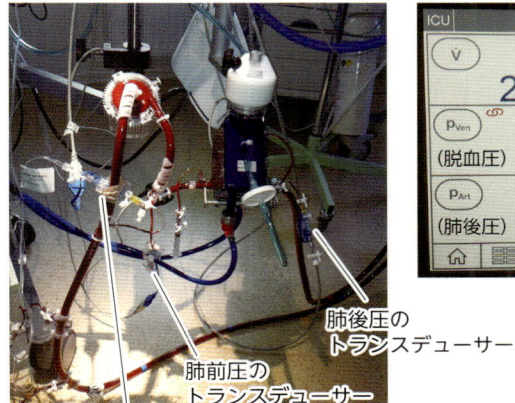

脱血圧のトランスデューサー

肺前圧の
トランスデューサー

肺後圧の
トランスデューサー

B）モニター画面

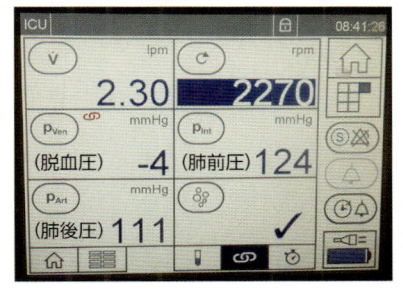

❸ 回路内圧のモニタリング
（p.64 図5参照）

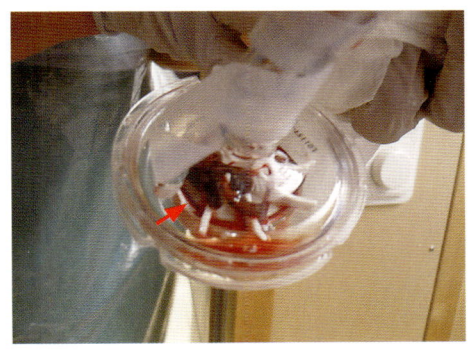

❹ ポンプ内の血栓
（p.95 図16参照）

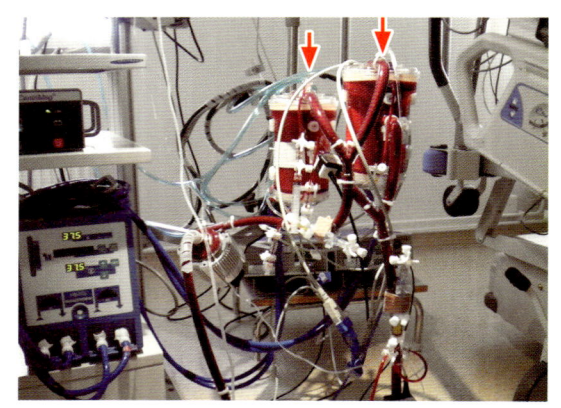

❺ 人工肺2つを並列で使用
(p.146 図8参照)

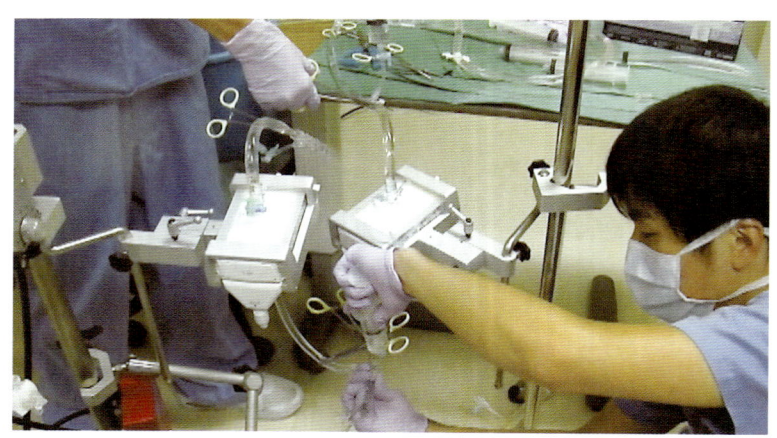

❻ トレーニングの写真
(p.167 図2参照)

第1章 ECMOを知ろう

研修医 ： 先生！ ECMOってどんな治療なんですかー?? ECMO の装置って大きいし…なんか威圧感たっぷりでビビっちゃうんですけど…

看護師 ： そうそう！ なんかいっぱい機械とかモニターとかくっついて…でも，何をやっているんだか，わけわからなくなるんですよね…

研修医 ： うんうん．結局，どんな治療がECMOで行われているか，よくわかってないんです．先生！ ECMOってどんな治療か，教えてください!!

Dr.小倉 ： 実はね…．ECMOって治療じゃないんだよ．

研・看 ： えー!! 治療じゃないって…んじゃECMOって何ものなんだー!!

Dr.小倉 ： よし．それじゃあECMOについて一緒に勉強してみよう☆

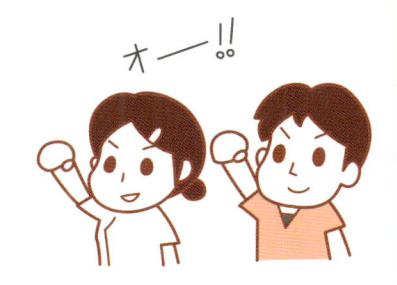

1　ECMOはつまり，生命維持装置

Dr. 小倉：ECMOは治療デバイスじゃない．それはさっき言ったね．ECMOを語る前に，ちょっと一緒に考えてもらいたいんだけど，**人工呼吸器って治療デバイスかな??**

看護師：はい，先生！（右手を挙手！）私，ICUで毎日人工呼吸器のついた患者さんを看てますけど，人工呼吸器のついた患者さんでも，けっこうよくなりますよね〜．SIMVモードとか，CPAPモードとか，いろいろなモードを使い分けて，皆さんよくなっていきます！

研修医：適切な換気モード設定をして，患者さんの呼吸状態に合わせた"治療"をしているイメージ．だから，先生！人工呼吸器は治療デバイスです!!

Dr. 小倉：ファイナル アンサー??（目ぎょろり）

研・看：ファイナル…アンサー…（固唾をごっくり…）

Dr. 小倉：………．…．ブッブゥー!! ざんねーん!!

研・看：えー!! 違うのー!?

Dr. 小倉：人工呼吸器って，基本的には，**生命維持装置**．さまざまな患者さんが人工呼吸器を必要とするけど，**人工呼吸器を使ったからといって，それで治る呼吸器疾患なんて，１つもないんだ**．例えば，重度の細菌性肺炎や気管支喘息の臨床をイメージしてほしい．細菌性肺炎の治療は，起因菌に適した抗菌薬を選択投与することが第一優先だし，気管支喘息の治療は，狭くなった気道を拡張してあげることが第一優先だよね．細菌性肺炎でも気管支喘息でも，人工呼吸器が臨床の現場に登場してくることはたくさんあるけど，原疾患の治療の効果が現れる前に患者さんの生命が危ぶまれる（酸素が足りなかったり，二酸化炭素が蓄積したり）から，**ひとまず人工呼吸器で生命維持をして，そうやって生命維持をしている間に原疾患をコントロールしてしまおう！** っていうのが，重症の細菌性肺炎や気管支喘息の治療コ

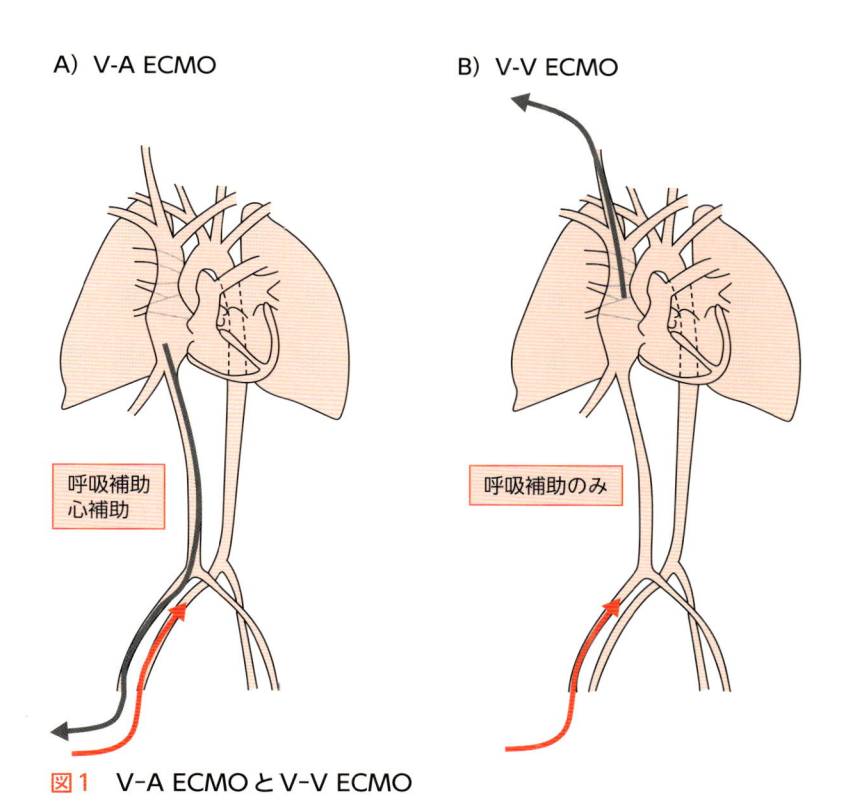

A) V-A ECMO

B) V-V ECMO

呼吸補助
心補助

呼吸補助のみ

図1　V-A ECMOとV-V ECMO

ンセプトなんだよね．

Dr.小倉：ECMOも一緒．所詮は**生命維持装置**．ECMOは，人工肺を通して酸
　　　　素と二酸化炭素のガス交換を体外で行ったあとに，酸素化された血
　　　　液を体内へ戻してあげる，ただそれだけのこと．体の中で酸素が足
　　　　りなくなったり二酸化炭素が蓄積して患者さんの生命が危ぶまれる
　　　　とき，ECMOは酸素化された血液を体内へ戻すことで，酸素不足や
　　　　二酸化炭素過剰蓄積を解消し，生命を維持する．さらに人工呼吸器
　　　　にはたくさんの"モード"があるけれど，ECMOにはモードなんて，
　　　　基本的にはたった2つしかない（V-A ECMOとV-V ECMO，**図1**）．
　　　　だから実は，**ECMOは人工呼吸器よりシンプルな生命維持装置さ**
　　　　（**表1**）．

看護師　：なるほどー．

表1　人工呼吸器とECMOの比較

	人工呼吸器	ECMO
デバイス	生命維持装置	生命維持装置
モード	多数	2つのみ
	・自発呼吸モード ・強制換気モード ・圧制御 ・量制御	・VA（心臓サポート） ・VV（呼吸サポート）
ガス交換	自己肺	体外式人工肺

Dr.小倉： ECMOは治療じゃない．これでわかったかな？

研・看　： はい！

プチ解説

V-A ECMOとV-V ECMO

ECMOは血管アクセス部位別に，A）静脈側脱血－動脈側送血（veno-arterial：V-A）ECMO，B）静脈側脱血－静脈側送血（veno-venous：V-V）ECMOに分類される．前者は呼吸補助に加えて循環補助が可能であるが，後者は呼吸補助のみである．

POINT

- ECMOは，単なる生命維持装置
- ECMOは治療デバイスではない

2 ECMOの管理理念

研修医　：しかし，先生．ECMOはシンプルな生命維持装置だって言いますけど，やっぱり何かこう難しいイメージから抜け出せません．

看護師　：そうねぇ．デバイスそのものも複雑だしね．

Dr. 小倉：うん，確かに難しいイメージはいつも拭えないかもしれないね．**ECMOはSimpleだけれど，Not Easy**だからね．むしろSimpleだからこそNot Easyなんじゃないかな？　そんな気もする．現に，W–ECMOによる管理は特に難しいから，各国ではセンター化が進み，特に英国では専門医の揃った特定の施設でないとできないような仕組みになっているんだ[1〜4]．でもね，ECMO管理の"コンセプト"を理解すると，Not Easyな部分はきっと，もうちょっと扱いやすくなると思うんだよね．

研・看　：先生！　ECMOの"コンセプト"！　教えてください！

Dr. 小倉：よし，わかった！　まかせとけ!!

1 自己臓器は使わない

Dr. 小倉：これは呼吸ECMOで特に言えることだけれど，ECMO管理では，**自己臓器は使わない！　自己臓器は休める！**　が鉄則なんだ．ECMOは，人工肺を通して酸素と二酸化炭素のガス交換を体外で行ったあとに，酸素化された血液を体内へ戻してあげるデバイスだって言ったね？　大事なのは，**体内じゃなくて体外**でってところなんだ．

看護師　：どういうこと？

Dr. 小倉：うん．体外でって意味は，自分の身体の外でってことでしょ．だから，つまり，自分の臓器は使わないでってことなんだ．ECMOが必

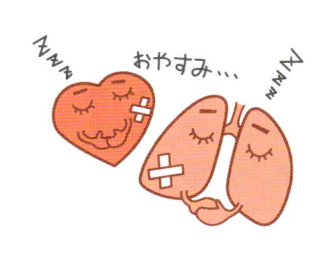
おやすみ…

要な患者さんは，肺か心臓，またはその両方に甚大なダメージを負っている．だから，ダメージを負って傷んだ臓器を無理に使うんじゃなくて，全部ECMOに任せちゃえ！ 頑張らなくていい！ おやすみ心臓！ おやすみ肺！ ECMOってそういう管理をするんだ．

研修医 ： なるほど！ 前に部活のインストラクターが言ってた！ 筋トレで筋肉痛になったら，痛みがひくまで使っちゃだめだって．それと同じだね？ 先生！

Dr. 小倉 ： そう！ まさにそんなイメージ！ 傷んだ筋肉を使いながらトレーニングを続けるなんて，無理じゃない？ ECMOでも同じで，傷んで動かなくなった心臓，傷ついて破れそうな肺，それらを酷使しつづけたって可哀想なだけだよね．**ECMOは心臓の機能や肺の機能を補う，言わば人工臓器のような役割をする．傷ついた彼らを休ませ，その代わりにECMOに頑張ってもらおうってわけだ．**

看護師 ： へー．自己臓器を休めるかあ．今まで考えもしなかった．けれど，疲れたら人間はみんなお休みするし，言われてみたら，当たり前っちゃあ当たり前なのかもなあ．『休んで元気になったら，起きておいで』…ECMOって優しい!!

Dr. 小倉 ： いいこと言ったね！ 優しいって大事なんだよ．**優しいECMOが患者さんを救うんだ．**

2 優しいECMO

Dr. 小倉 ： 前項で，ECMOでは自己臓器を使わないっていうお話をしたけど，自己臓器を使わないでECMOで患者さんをよくするためには，**優しいECMO管理が一番大事**なんだ．

研修医 ： 優しいECMOって言われても，全然イメージわかないです．

Dr. 小倉 ： ECMOは威圧感たっぷりの厳ついデバイス．それから優しさを引き出すためには，いろいろな工夫が必要なんだ．それじゃ，なぜECMOは威圧感が拭えないんだろう？ なぜECMOっていうと身構えてしまうんだろう？

看護師 ： だって，カニューレが抜けたら大出血だし，ECMOが急に止まっちゃったらすぐに患者さんは死んじゃうし，脳出血を起こしたりする人もいる．カニューレを入れるときだって血管貫いてヤバいときもあるし，管理中に急に回路に空気が入っちゃうときもあるし．なんか，いいイメージがないんです．そういう意味で，どうしてもECMOって手強いヤツってイメージが先行します．

Dr.小倉 ： なるほど．今言ってもらったのは，総じて**ECMOの代表的な合併症**を挙げてもらったのと同じだね．そして，その合併症が発生すると，患者さんが尋常じゃなく危ない目に遭うってこと．

看護師 ： そうです．ECMOって，診ていて気が抜けないんです．

Dr.小倉 ： わかるなー，その気持ち．正直なところ，やっぱりECMOはSimpleだけどEasyではないし，そのNot Easyという感情はひとえに，合併症を予防し管理するのにさまざまなテクニックが必要だってことから発生してくる．だけど，その合併症に対して適切に準備と対策ができていたら，きっとECMOは怖いものじゃなくなると思うし，合併症の少ないECMOは，患者さんにとっても優しいと思うんだ．

研修医 ： ECMOの治療を成功させるためには，**スタッフの合併症への高い対応能力が必要不可欠**なんですね！

Dr.小倉 ： 海外ではECMOを診る医師の他にECMOスペシャリストという職業があってね，彼らはECMOの合併症の予防や発生時の対応にとても長けているんだ．彼らがベッドサイドに常に駐在しているから，現場の看護師やフェローは，安心してECMO患者さんを診ることができているんだ．みんなもしっかりと勉強して，合併症の少ない優しいECMOを提供できる医療者を目指そう．

研・看 ： はーい！

Dr.小倉 ： つまるところ，ECMO患者の管理のコンセプトって何かっていうのを一言でまとめると，『**自己臓器を休め，合併症の少ないECMOで優しく管理する**』っていうところに行き着く．ECMO患者さんの管理では，『患者さんの傷んだ臓器を酷使せずに管理するにはどうしたらよいか？』『ECMOの合併症を予防するにはどうしたらよいか？』『合併症発生時にはどのようにすればよいか？』それらにこだわって管

理することが一番大事になる．そこからブレない管理を一貫してやり抜き通すことが，ECMOを成功させるカギなんだ．

研修医 ：一言で言うと簡単ですけど，実際にやってみると大変そうですね．

Dr.小倉：そうだね．ECMOは，それを1人でやりきるには大変な医療だと思う．だからこそ，**ECMOでは多職種で協力してチームを結成し，1つのチームで1人の患者さんを診ていくことが大事なんだ**．ECMO患者さんは常に重症で，本当はどこから手をつけてよいかもわからないくらいに生死の狭間を彷徨っている状態だ．そんな患者さんの傷んだ臓器を最初から最後まで徹底して休ませて，その代わりにECMOを徹底的に安全に回しきって，最後に何事もなくECMOを外していかなければならない．『自己臓器を休め，合併症の少ないECMOで優しく管理する』ってヤツを1人でやりきろうとするのは，無謀すぎると思うんだ．よりよいECMO管理は，ECMOチームによるチーム医療によって提供される．だから，ECMOは1人じゃなくてチームで管理をしよう．

研・看 ：はい！

POINT

- ・ECMOで機能を代替し，傷んだ臓器は使わずに休めよう
- ・合併症さえ回避できれば，ECMOは人に優しいデバイス
- ・ECMOはチームで管理する

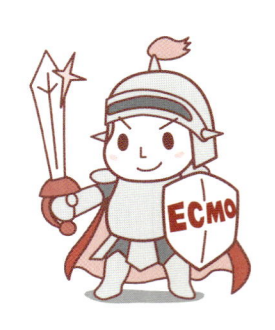

3 呼吸ECMOのコンセプト： 肺を休める

1 V–V ECMOで肺をなかったことに！

Dr. 小倉 ：優しいECMOで肺を休めるって言ったけど，肺を休めるって，どういうことだろ？

研修医 ：えっと．肺に無理させない．頑張らせない．…肺を眠らせる….

Dr. 小倉 ：うん．もっと医学的に具体化していこう．それじゃ，肺ってどんな臓器かな？

研修医 ：肺は，空気が出入りする臓器で，肺胞ではガス交換が行われている．

Dr. 小倉 ：そうだね．それを休めるってことは？ 使わないってことは？

研修医 ：ガスの出入りをさせない…ガス交換をさせない…ってこと?? …ですか!?

Dr. 小倉 ：そう！ **肺を休めるってことは，換気しない，ガス交換を期待しないってことになる**．

Dr. 小倉 ：**図2**を見てごらん．心臓の左室から送り出された血液は各臓器に行って，酸素と二酸化炭素の交換をして，心臓に帰ってくるね（**体循環**）．心臓に戻ってきた血液は，本来は右室から送り出されて肺に行き，二酸化炭素と酸素を交換してまた心臓に戻ってくるんだけど（**肺循環**），重症呼吸不全の患者さんは，肺がダメになってこの二酸化炭素と酸素の交換ができないから，**呼吸を補助するECMOでは，理論的にはこの肺循環をバイパスしてやればよいということになるね**（**図3**）．

研修医 ：これが肺を使わないってことですね！ 肺循環をECMOでバイパスすればいいのか！ わかりやすい．…あれ??? でも，肺を単純にバイパスしようと思ったら，細かいところですけど，右房または右室から血液を抜き出して，ガス交換をした後で，肺静脈に血液を戻さなきゃならないですよね？ 体表から右房までのアクセスルートは中心静脈

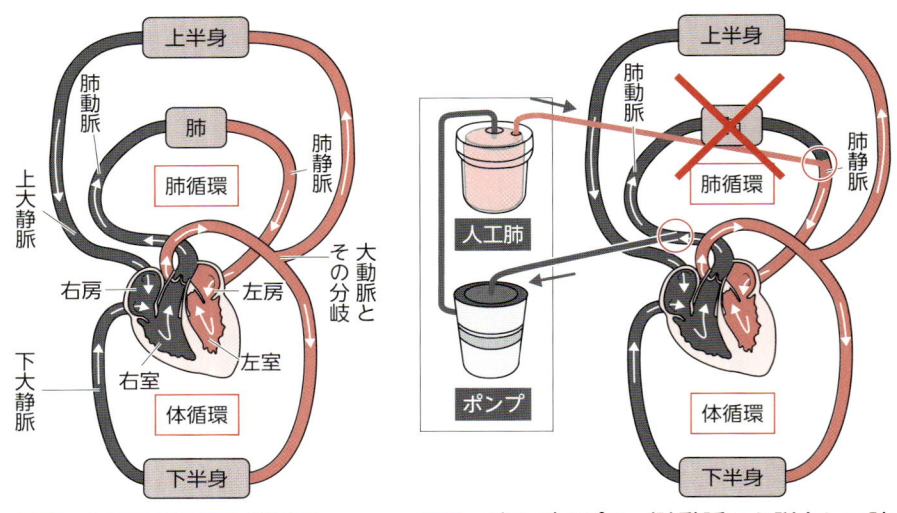

図2　人間の体循環と肺循環

図3　肺をバイパス（肺動脈から脱血して肺静脈へ送血）

や内頚静脈を経由する方法が思い浮かびますが，体表から肺静脈へのアクセスルートは…ないと思うんですが…どうするんですか？

Dr.小倉：そうだね．いいことに気がついた．通常の呼吸ECMOでも，体表から肺静脈へのアクセスルートは確立できないんだよね．だから，**通常の呼吸ECMOでは，正確には肺循環をバイパスしないんだよ**．

看護師：え!?　じゃあどうするんですか？

Dr.小倉：肺をなかったものだと思って管理するの．

看護師：は???

Dr.小倉：うん（笑）．つまりね，**肺をただの血液の通り道だと思って管理する**の．体循環から右房に戻ってくる血液を取り出してガス交換を行ったら，血液を右房に向けて流し込む（図4）．そうすれば，ECMOによって酸素化された血液が，そのまま肺循環を通り抜けてゆく．肺はバイパスしていないけれど，酸素化された血液が肺循環から体循環へ流れてゆく．静脈系（中心静脈や内頚静脈）から血液を取り込んで，静脈系（右房）に送り返すこのECMO管理をVeno-Venous ECMO（V-V ECMO）っていうんだ．

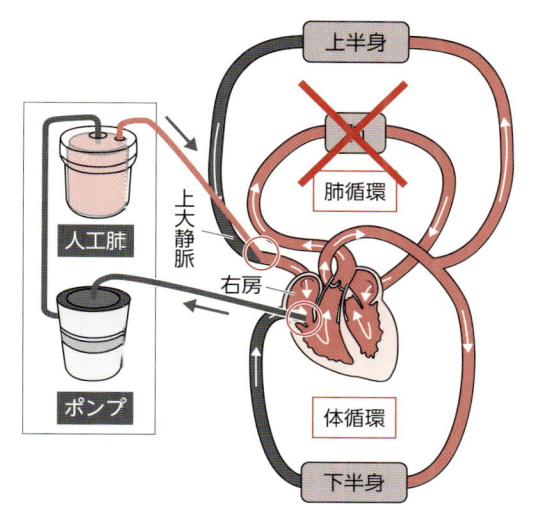

図4 肺をなかったことにする（右房脱血＆上大静脈送血）

研修医 ： へー．これがV–V ECMO．肺をただの血液の通り道だと思う…斬新
　　　　 ですね！

2　人工呼吸器設定にこだわらない

看護師 ： でも先生，V–V ECMO を装着したら，人工呼吸器はどうするの？

Dr. 小倉： ECMO のコンセプトって何と勉強したっけ？

看護師 ： 自己臓器を休める，でした．

Dr. 小倉： その通り．だから，患者さんの肺が，『お休みをいただいたから，ゆっ
　　　　 くり眠ろう』って思える人工呼吸器設定にするんだよ．無理矢理換
　　　　 気させたり濃度の高い酸素を吸わせたりしたら，可哀想だよね．特
　　　　 別な人工呼吸器設定なんていらないんだ．

研修医 ： そっかそっか．そうでした．

Dr. 小倉： けれどね，呼吸不全におけるV–V ECMO 管理中の人工呼吸器設定に
　　　　 ついては，どのような設定が患者さんにとってベストか？ 見解は定
　　　　 まっていないんだ．逆に，肺を傷めつけるような Driving Pressure

の高い人工呼吸器設定は避けようっていうことにはコンセンサスが得られている[5].

Dr. 小倉 : 実際にはね，ECMOを導入した後は，多くのドクターは肺を休ませようとして人工呼吸器設定を弱くする．今まで肺胞の虚脱を防止するために高く設定していたPEEP（呼気終末期陽圧）を低くしたり，一回換気量を稼ぐために大きな圧較差のなかで頻回に換気をしていたものを止めたりする．それで，肺胞が虚脱したり一回換気量が著減したりする．一回換気量が100 mLにも満たなくなるときもざらにある．

看護師 : えー．100 mLって全然肺の中にガスが入って行ってないってことじゃないですか．

Dr. 小倉 : うん．でもV–V ECMOでは『肺はなかったことに』なっているので，一回換気量が100 mLに落ち込むことはあまり重要な問題じゃないんだ．大事なのはV–V ECMOを装着した後で，ちゃんと血液が二酸化炭素と酸素をガス交換され，全身に送り出されて行っているか？ということだよ．

看護師 : 一回換気量が100 mL…．不安ですが，それに慣れる勇気も必要？

Dr. 小倉 : そうだね．逆に一回換気量が増えてくれば，患者さんの肺はよくなっているってことだから，その数値を指標にしながらV–V ECMO管理をするとよいですよ．

看護師 : そっかー．なるほど！ ECMO患者さんだと，見るべきところが全然違ってきますね！

Dr. 小倉 : うん．ECMOを診ていくには，特別な知識とトレーニングが必要．勉強，頑張ろうね！

研・看 : はい！

3 Ventilation Induced Lung Injury：VILI

Dr. 小倉 : ねぇねぇ．ところで君たち，人工呼吸器って装着しているだけで，患者の肺を傷つけるかもしれないって知ってる？

研修医 : え!? そうなんですか!?

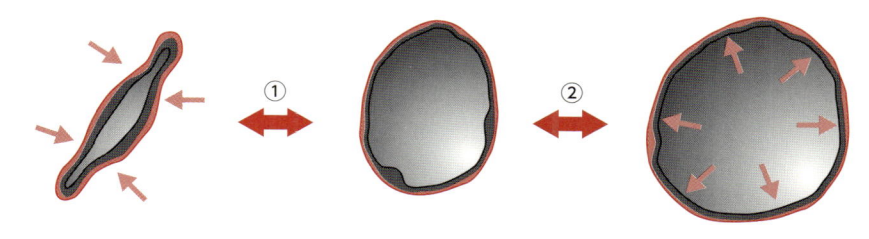

①Barotrauma（高圧）	②Volutrauma（高容量）
過剰な圧がかかることにより肺胞壁に穴が開く現象 ・上皮細胞の損傷 ・気胸	過剰なガスが流入し，肺胞が無理に引き伸ばされることによる損傷 ・肺胞の物理的損傷 ・血管構築 ・サイトカイン放出，肺水腫 ・サーファクタント損傷 ・肺コンプライアンスの低下

③Atelectrauma	④Biotrauma	⑤Oxygen Toxity
細気動の虚脱と再開通により，肺胞上皮が擦れて損傷する現象	①～③の損傷により炎症性サイトカインが放出され，肺水腫が増悪	酸素による肺胞上皮への毒性

図5　Ventilation-induced Lung Injury（VILI）

Dr. 小倉：うん．図5は，人工呼吸管理がどのように肺を傷めつけるか？をまとめたものだよ．難しい用語を使えば，**人工呼吸器関連肺傷害（Ventilation Induced Lung Injury：VILI）**の原理を解説しようってわけだ．人工呼吸器は下手な使い方をすればするほど，肺にダメージを与えやすくなるし，人工呼吸器を装着している人であれば誰でも，人工呼吸器によって肺が傷めつけられるリスクを負っているんだ．

研修医　：へー．人工呼吸器って，そんなに危ないものなんですね．換気していれば良いってわけじゃあないんだ…．

Dr. 小倉：そうだね．ただ換気して，抗菌薬を流しておけば，重症の細菌性肺炎がみんなよくなるっていうもんじゃあない．人工呼吸管理ってのは自己肺を使って体内で酸素と二酸化炭素の交換をやりきる管理だって話をしたけど，肺を使いすぎないような管理を学ぶには，肺がどのようにして傷めつけられるか？を知る必要があるね．ECMOのお

話からはちょっとズレるけど，ここで，人工呼吸器関連肺傷害について学んでみよう．

人工呼吸器関連肺傷害：VILI

人工呼吸器関連肺傷害には，主に① Volutrauma，② Barotrauma，③ Atelectrauma，④ Biotrauma，それと⑤ Oxygen Toxity の5つがある．

① Volutrauma は，上限を超えて肺胞にガスが送り込まれた際，肺胞壁が無理に引き伸ばされてダメージを受ける損傷形態のことを言う．② Barotrauma は，肺に過剰な圧がかかることによって肺胞壁に穴が開き，気胸になる現象を指す．③ Atelectrauma は，大きな圧較差によって換気がなされた場合，細気道の虚脱と再開通が繰り返されることで，肺胞上皮が擦れて損傷する現象（剪断力による損傷）を指し，正常肺と無気肺との境界部で発生しやすい．

④ Biotrauma は，①〜③によって肺胞上皮が直接損傷を受けることで好中球や肺胞マクロファージなどの炎症担当細胞が活性化され炎症性サイトカインが放出されることで，肺胞血管の血管透過性の亢進から非心原性肺水腫が増悪する現象を指す．一方の⑤ Oxygen Toxity は，酸素による肺胞上皮への毒性のことを指す．酸素は代謝の過程で酸化物質を産生し，その酸化物質は，細胞膜や DNA を障害する．高濃度の酸素投与は，炎症性肺損傷と呼べる ARDS 様の病態を発現させることが知られている．現実問題，病状が深刻な肺ほど高濃度酸素が投与されやすく，人工呼吸器のサポートが強まるほど VILI の発生リスクは高まる．

Dr. 小倉：VILI についてわかったかな？

研・看：はーい‼

4　ECMO における肺保護戦略（Lung Rest 設定）

Dr. 小倉：人工呼吸器を使うときは，人工呼吸器関連肺傷害のリスクがあるので，肺を傷つけないような優しい人工呼吸管理をする必要があるってことをみんなわかってくれたよね．この肺を傷つけないようにする人工呼吸管理を『**肺保護換気戦略**』って言うんだ．ECMO を装着

した患者でも，この肺保護換気戦略はとっても重要．せっかくECMOを使って肺を休ませようとしているんだから，肺を傷めつけるようなこと，したくないものね．

看護師 ： じゃあ，肺保護換気戦略っていうのは，いったいどのような換気戦略のことを言うんですか？

Dr. 小倉 ： 具体的には，①Barotraumaを避けるために最大吸気圧を30 cmH$_2$Oとし，Volutraumaを避けるために低換気を許容する（pH > 7.2までの高二酸化炭素血症を許容する）こと，また，②Atelectraumaを避けるため，肺胞の虚脱予防に最低限のPEEPをかけること，そして最後に③酸素毒性を回避するため，投与酸素濃度を50％以下にする（SaO$_2$ = 90％を目標として投与酸素濃度を極力下げる）ことの3点が挙がる．

研修医 ： ARDS networkっていう有名なARDSの研究組織の見解では，6 mL/kg（理想体重）程度に一回換気量を設定するって書いてありましたけど，ECMOではどうなんでしょうか？

Dr. 小倉 ： 確かにARDS networkのガイドラインには，そのように書いてある．けれど，V–V ECMOが装着されるような状態の悪い肺になった患者では，おそらく最大吸気圧30 cmH$_2$Oを下回りながら6 mL/kg（理想体重）程度の一回換気量を達成するのは至難の技だし，それをなんとか達成しても，それが真の意味で肺保護になっているか？つまり，肺を休ませてあげられているか？と言ったら，疑問が残ると思うんだよね．

研修医 ： 確かに．

Dr. 小倉 ： そして余談だけど，6 mL/kg（理想体重）程度に一回換気量を設定すれば肺保護換気だっていう根拠も，実は乏しいことがわかったんだ[1, 2]．だから，世界標準のECMOの教科書であるRed Bookは，6 mL/kg（理想体重）程度の一回換気量設定に疑問を投げかけているんだ．前述の通り，小倉もECMOが導入されてしまった後は，一回換気量は全く気にしてないし，6 mL/kg（理想体重）程度の一回換気量なんて目指しもしないな．

研修医 ： なるほど！それじゃ逆に，①最大吸気圧を30 cmH$_2$O以下として低換気を許容，②最低限のPEEPをかける，③投与酸素濃度を50％以

　　　　下にする，この3点を守りながら肺保護換気をしていても低酸素血症や高二酸化炭素血症が続く場合には，V–V ECMO の適応になるってわけですね!?

Dr. 小倉：その通り！ そしてそのような ECMO 導入直前のギリギリの人工呼吸器設定は，それでも肺を傷つけている可能性が否定できないから，V–V ECMO を導入した後で血中酸素濃度や二酸化炭素濃度に余裕が出てくれば，ECMO 導入時の人工呼吸器設定から，より安全な設定に徐々に変更していくんだね．そして肺を使わない．PEEP を低めにして肺が虚脱しても，圧はかけずに再開通させない．一回の換気量が全然入らなくても，ECMO によるサポートが効いていれば全く気にしないんだ．

看護師：ECMO は肺保護換気戦略よりも肺に対して保護的なのね！

Dr. 小倉：いいこと言うね！ 人工呼吸器の肺保護換気戦略は，英語で Lung Protective Ventilation Strategy って言うんだけど，それに対して ECMO におけるもっと肺に対して保護的な換気設定を Lung Rest Setting って言うんだ．肺さん，おやすみ！ ってことだね．

研修医：先生の行っている『肺を使わない』『肺を休める』っていう戦略が具体的に見えてきました！ ECMO っておもしろいですね．常識を覆すというか，普通に人間の臓器だけに頼ってちゃできない管理ができてしまうというか．何かひきこまれます（笑）．

Dr. 小倉：うん．ECMO は，"人間の動物としての生存限界を超えたところにある治療戦略"，と言っていいと思うんだよね．

看護師：医学の最先端が詰まった医療のように感じますね．素敵です．

5 ／ Low SaO$_2$ を許容する

1）送り込まれる血液の酸素飽和度を考える

Dr. 小倉：ここではみんなに，『V–V ECMO が，肺のバイパスじゃなくて，肺をなかったことにして管理するってこと』について，臨床的にもうちょっと細かく考えてほしいんだ．今までは『V–V ECMO で肺はお休み』っていう呼吸 ECMO のエッセンスというか，治療コンセプト，

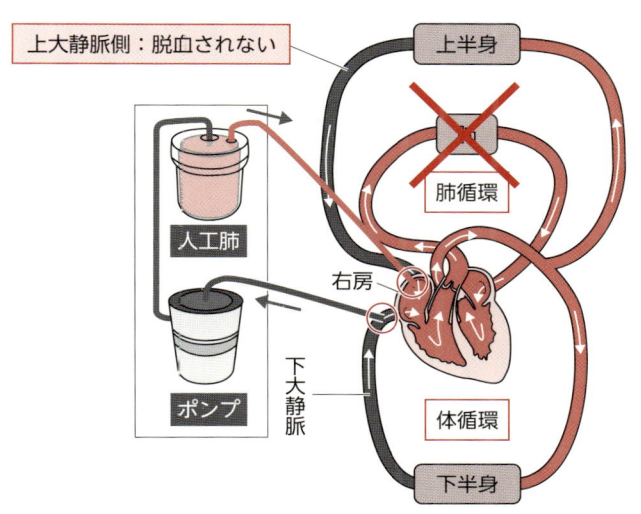

図6　下大静脈側から脱血して右房に送血する場合

中枢の理念みたいなものを中心にお話ししてきた．しかし，理念（理想）というのは，時に現実と乖離することがある．

看護師：と，いいますと??

Dr.小倉：**V-V ECMO装着時でも，肺に送りこまれる血液の酸素飽和度は100％にはなりえないってことなんだ．**

看護師：へ？ ECMOでは，肺に送られる前の血液を抜いてきて，ガス交換して酸素化して，その血液を肺に送り込んで，『肺をなかったことにする』から，肺に送りこまれる血液の酸素飽和度は100％だと思ってたんですが…??

Dr.小倉：でも考えてほしい．肺に送られる前の血液をどうやって全部抜いてくるんかね？ 脱血時には，必ず取りこぼしがあるんだ．右室の出口とECMOの脱血カニューレを直接繋ぎ合わせれば可能かもしれないけど…．現実問題，鼠径部の静脈からアクセスして脱血をする場合，肝静脈の下面の中心静脈から脱血することが多いんだけど，それだと，頭を回って上大静脈を経て帰って来る血液を取りこぼすから，結局その分はECMOで酸素化されないまま肺に送り込まれるんだよね（図6）．

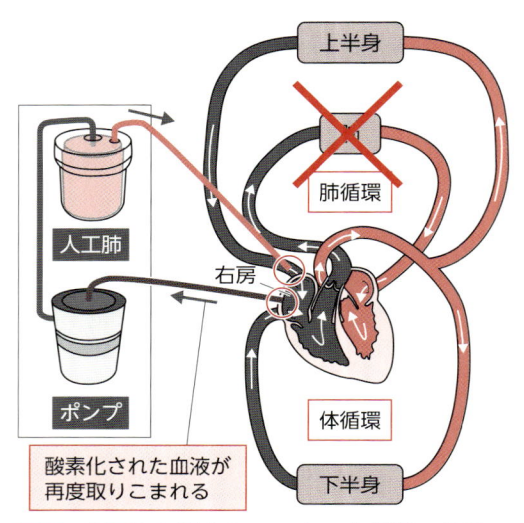

上半身

肺循環

人工肺

右房

ポンプ

体循環

酸素化された血液が
再度取りこまれる

下半身

**図7　右房から脱血して，より末梢側の静脈に
送血する場合**

研修医　：なるほど．すると，**実際は酸素化された血液と酸素化されていない
血液の両方が肺に送り込まれるから，肺を通過する血液の酸素飽和
度は100％にはなりえないのか！**

Dr. 小倉：気がついたかな？

看護師　：でも，先生．それならば体を回って帰ってくる血液と頭を回って帰っ
てくる血液が合流する，右房から脱血をすれば，取りこぼしは少な
いんじゃないですか？

Dr. 小倉：確かに！　でも，そしたら，どこに血液を送り込むの？　肺動脈に直接
送り込めばよいのかもしれないけれど，肺動脈へのアクセスは，基
本的には不可能に近いよね．かといって右房から血液を抜いてきて，
右房より末梢の静脈系に血液を戻したら，今度は酸素化された血液
が右房に戻ってきて，それがECMOに取り込まれてしまうよね？（図7）

看護師　：…そうですよ，ねぇ（汗）．

Dr. 小倉：多くのECMOは，中心静脈から脱血をして右房に戻してあげる．肺
に送り込まれる血液の酸素飽和度は，100％にはならない．

看護師　：じゃあ，結局のところ心臓から全身に送り出される血液の酸素飽和

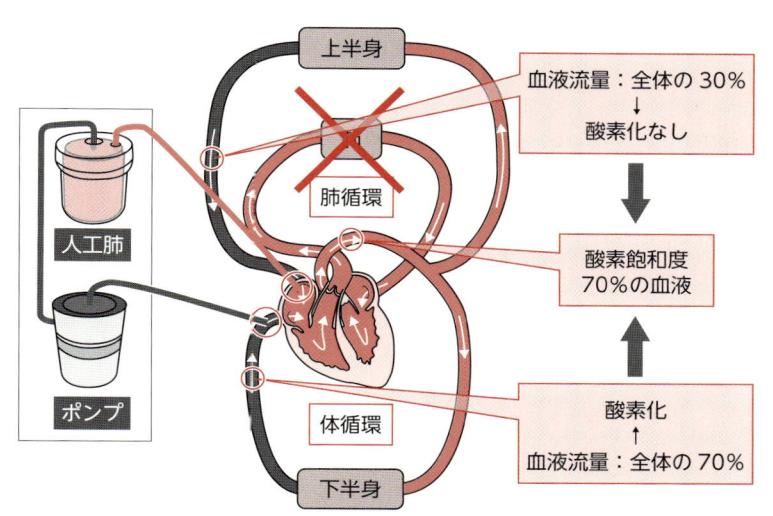

上半身

血液流量:全体の30%
↓
酸素化なし

肺循環

酸素飽和度
70%の血液

人工肺

ポンプ

体循環

酸素化
↑
血液流量:全体の70%

下半身

図8　心臓から出ていく血液の酸素飽和度

度っていくつくらいになるんですか?

Dr. 小倉：それは症例によりけりだけど，肺の状態が悪すぎて，肺を全く使え
ない症例で，かつ，中心静脈から完全脱血して右房に酸素化された
血液を送り込むようなサーキットを考えてみよう．人間の脳の血流
は全体の15%，骨格筋は全体の30%だから，両上肢だと10%くら
いかな? 顔面の血流を考えると，上大静脈に帰って来る血流量は，
全体の30%くらいと見積もれる．腸管や後腹膜臓器，両下腿を巡っ
て帰って来る血流が残りの70%だね．それらが中心静脈に戻ってき
てすべてECMOに取り込まれて酸素化されると，右房では70%の血
液が酸素化されていて，30%の血液が酸素化されていないことにな
るね（図8）.

研修医　：それじゃ，肺を巡って左室から出て行く血液の酸素飽和度は，70%
にまで落ち込んでしまうじゃないですか!! ECMOが中心静脈を流れ
る血液をすべて取り込めない場合は，その数字はもっと下がる….
（冷や汗たらーん．固唾ごっくん．）

看護師　：えー!? 大丈夫なんですか!?

Dr. 小倉：普通だったら，大丈夫じゃないよね.

看護師　：えー．そんなぁ…（涙）.

Dr. 小倉：『普通だったら』，ね（ウィンク）．

看護師 ：普通じゃなかったら？

Dr. 小倉：普通じゃ耐えられないんだったら，異常な状態で患者さんが生きられる環境を無理矢理でもいいから作っちゃえばいいんだ．ちょっと手荒かもしれないけど，患者さんが生きるには仕方のないこと．

研修医 ：具体的にはどうするんですか？

Dr. 小倉：酸素の運搬量を確保すればいいんだよ！

研修医 ：???…はあ??? 全然わかりません…．

Dr. 小倉：それじゃあ，怖がらないで下記の数式をよく見てみよう！

2）酸素含有量を計算してみよう！

$$\mathrm{CxO_2}\ (\mathrm{mL/dL}) = \mathrm{SxO_2} \times 1.36 \times \mathrm{Hb}\ (\mathrm{g/dL})$$
$$+ 0.003\ (\mathrm{mL/mmHg \cdot dL}) \times \mathrm{PxO_2}$$

Dr. 小倉：この式は1dL（デシリットル）中に含まれる血液の中に取り込まれている酸素の量を表しているんだ．
わかりにくいから言葉で表してみると，

1dLの血液中に取り込まれている酸素の量〔$\mathrm{CxO_2}$（mL/dL）〕は，イコール（=），「ヘモグロビン（Hb）にくっついている酸素の量〔$\mathrm{SxO_2} \times 1.36 \times \mathrm{Hb}$（g/dL）〕」と「血液の液体成分に溶け込んでいる酸素の量〔0.003（mL/mmHg・dL）$\times \mathrm{PxO_2}$〕」の総和です

と言っている式なんだね．
動脈血1dL中の酸素含有量は

$$\mathrm{CaO_2}\ (\mathrm{mL/dL}) = \mathrm{SaO_2} \times 1.36 \times \mathrm{Hb}\ (\mathrm{g/dL})$$
$$+ 0.003\ (\mathrm{mL/mmHg \cdot dL}) \times \mathrm{PaO_2}$$

だよね（aは artery （動脈）の頭文字）．
だから1Lの動脈血の場合は，その10倍（10 dL ＝ 1 L）だから

$$CaO_2 \text{ (mL/dL)} \times 10 = [SaO_2 \times 1.36 \times Hb \text{ (g/dL)} + 0.003 \text{ (mL/mmHg} \cdot \text{dL)} \times PaO_2] \times 10$$
$$= SaO_2 \times 1.36 \times Hb \text{ (g/dL)} \times 10 + 0.03 \text{ (mL/mmHg} \cdot \text{dL)} \times PaO_2$$

だね．血液の液体成分に溶け込んでいる酸素の量（灰色の部分）をよくみてみると，その係数は"0.03"となっていて，ほとんど"ゼロ"に近い数字となる．よって今回は体液成分に溶け込んでいる酸素のことを無視して考えよう．
1分間に心臓から拍出される血液量は，Cardiac Output （CO，心拍出量）で表示されるから，それを掛けて

$$SaO_2 \times 1.36 \times Hb \text{ (g/dL)} \times 10 \times CO \text{ （単位はL）}$$

これだけの酸素が動脈血にのっかってカラダ全体に運搬されてるんだ．

3) 酸素運搬を維持するためには？

Dr. 小倉：それじゃ，質問．**低酸素血症**のときって，人間はどうなるかな？

看護師 ：苦しくなる！

研修医 ：そりゃそーだけど…．

Dr. 小倉：心臓はどうなる？

看護師 ：**ドキドキする．頻脈になるわ．**

Dr. 小倉：その通り．その現象を上記の式を元に復習してみよう！ 1分間に動脈血にのっかってカラダ全体に運搬される酸素の量は

$$SaO_2 \times 1.36 \times Hb \text{ (g/dL)} \times 10 \times CO \text{ （単位はL）}$$

<u>ヘモグロビン濃度</u>を上げれば
酸素含有量を増やせる！

↑

$SaO_2 \times 1.36 \times$ Hb (g/dL) $\times 10 \times CO =$ ？？？

図9　血液中の酸素含有量とヘモグロビン濃度

だったね．低酸素血症ってことはSaO_2が低下するんだよね．でもさ，必要な酸素の量って減ることはないからさ，カラダにはいつも一定量の酸素を届けなけりゃならないでしょ？ すると，低酸素血症だからってSaO_2が低下しても，動脈血を通して運搬する酸素の量は変えちゃいけないから，結局は心拍出量（CO）を増やして対応することになる．**心拍出量を増加させるんだから，心臓の拍出回数を増やせばいいんだよ**．それが“ドキドキ”する理由．

看護師　：なるほどー．

研修医　：心臓のドキドキは，ただ苦しいからってわけじゃあなくて，酸素を届けるっていう意味もあるんですね！ 勉強になります．

Dr. 小倉：人間って，意外と合理的なんだよ．それじゃ，心臓が拍出量を増加させても対応できなくなったら？

研修医　：SaO_2を増加させるようにしてあげればよいのでは？

Dr. 小倉：そうだね！ 単純に酸素を吸ったり，人工呼吸器をつけたり，それでもダメならECMOだよね（ウィンク）！

看護師　：でも先生．呼吸ECMOでは，肺を通って心臓に送り込まれる血液の酸素飽和度は，100％にならないし，場合によっては70％とかになっちゃうんでしょ？

Dr. 小倉：そうだったね．それじゃ，どうしたらいい？ よーく式を見てごらん？ もうひとつ，血液中の酸素の増減を担ってるモノがあるでしょう？

研修医　：…Hb．…ヘモグロビン濃度ですか？

Dr. 小倉：そのとーり!!! Hbは低ければ血液中の酸素含有量は減るし，逆に増えれば血液中の酸素含有量は増えるんだ（図9）．
SaO_2が低下してもHbを上げれば，式の＝（イコール）より右の値は変わらない状況を作れるよね！ ECMOで管理していてもSaO_2が

上がらないときは，そうやって酸素運搬量を確保してあげればいいんだよ．**低いSaO$_2$は許容して，高いHbで酸素運搬量を保持するんだ**．ECMO独特の呼吸管理だね（ウィンク）！

Dr. 小倉：呼吸ECMOのコンセプトは，『**V–V ECMOの導入によって肺を極力休め，人工呼吸器設定には全くこだわらず，Low SaO$_2$でも許容し，高いHbにより酸素運搬を維持する**』という一文にまとめ上げられる．ECMO管理できそうかな⁉

研修医 ：はい！やってみたくなりました！

看護師 ：なんか，患者さんを助けられそうな気がしてきました．

Dr. 小倉：よかった．それじゃ，同じように心臓ECMOについても一緒に勉強してみよう！

POINT

呼吸ECMOのコンセプト
- 血液の酸素化は肺の手前で済ませ，肺には酸素化された血液を送り込もう
- ECMO中は，肺を完全に休ませる人工呼吸器設定（最低限のPEEP + Low Tidal Volume）にしよう
- Hbを高く保つことで酸素運搬を確保し，Low SaO$_2$を許容しよう

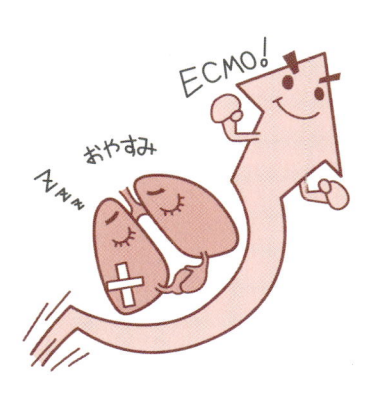
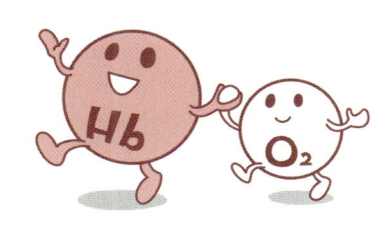

4 心臓ECMOのコンセプト：心臓は休ませる

1 心臓をバイパス

Dr. 小倉：重症の心原性ショックでECMOが装着された場合は，どうやって管理すればいいかな？

研修医：心臓を使わないで，休ませます！

Dr. 小倉：心臓を休ませるにはどうしたらよいかな？

研修医：心臓をバイパスしてあげればよいです！

Dr. 小倉：循環補助におけるECMO管理を**図2**でおさらいしよう．全身を巡って酸素の受け渡しと二酸化炭素の受け取りをやってきた血液は，下大静脈を通って，心臓に戻ってくるね．一方で頭頸部を巡ってガス交換をやって帰ってきた血液は，上大静脈から心臓に戻ってくる．さらに血液は右室から肺に向かって拍出されてガス交換が行われて，左房に戻ってきてまた全身に拍出されるんだったね．じゃあ，右室がダメになってるときはどうしたらいいかな？

看護師：右室がダメになっているときは，肺に向かって血液を拍出することができないから，バイパスは右房から肺動脈に立てればいいんですね？（**図10**）

研修医：でもそれはできないよ．右房から脱血することはできるけど，V−V ECMOのときと同じように，体表から肺動脈にアクセスルートを作ることなんてできないじゃない．

看護師：そっか．じゃあ，どこだったらアクセスルートを立てられるの？

研修医：うーんと．肺動脈の先は肺，肺にはアクセスルートなんて立てられないし，肺静脈，左房，左室にも立てられないや（汗）．結局，体表からのアクセスルートを立てることは大動脈にしかできない!?

Dr. 小倉：そうそう．そうやって物理的に＆理論的に考えると，V−A ECMOの

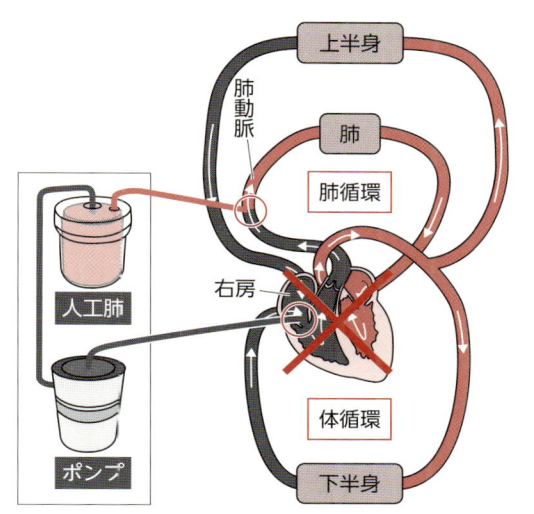

図10　心臓をバイパス（右房から脱血＆肺動脈に送血）

脱送血ルートの確立をどのようにやっていくか？が見えてくるね．実際には**右室のバイパスをする場合は，右房から血を抜いて，大腿動脈または鎖骨下動脈に送血する**んだ．大動脈に血を送ることは不可能ではないんだけど，大腿動脈とか鎖骨下動脈に血を送り込めば大動脈にも血液が流れていくので，大腿動脈とか鎖骨下動脈に送血することでバイパスを確立するのが普通だね（**図11**）．

看護師 ： 左室のバイパスのときは？

Dr.小倉 ： 同じように，どこからどうやってアクセスルートを確立するか考えてやればいいんだよ．左室が全然動かなくて，それをバイパスしたいんだったら，理論的には左房から脱血して大動脈に送血をしてやればいい．右室のバイパスのときと同じように送血は大腿動脈にすれば大動脈まで血が流れるからよいけど，脱血はやっぱりちょっとややこしい．本当は左房から脱血したいけど，体表からはアクセス不可能で，肺静脈も肺も無理…だから，結局は右房から脱血することになるんだよね！

研修医 ： ということは，右室のバイパスも左室のバイパスも，同じアクセス経路になりますね．

Dr.小倉 ： そうだね．ここで気がついてほしいのは，**右室のバイパスも左室の**

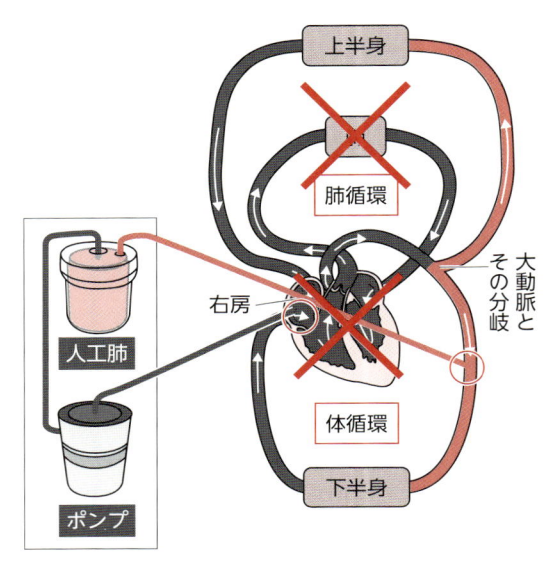

図11　心臓をバイパス（右房から脱血＆大腿動脈・鎖骨下動脈に送血）

> バイパスも，結局は肺も含めてバイパスすることになってしまうから，心臓のバイパスなのに，結局はガス交換もやってあげなくちゃいけないんだ．だから，ECMOなんだね！

研修医　：なるほど，なるほど．そう考えると，ECMOによるバイパスの意味がよくわかりますね．

2　とにかく心臓には無理させない

Dr.小倉：ECMOを装着しながら心臓を休めるってどんなことか？ 考えてみよう．

研修医　：えっと，まず，心臓は筋肉の力で血液を拍出する臓器ですよね．その心臓を眠らせるというか，休ませるというか，使いすぎないということは…うーんと….

Dr.小倉：なかなか良い線行ってるよ！ 多くの場合，心臓が傷んで悪くなると，

カテコラミンを使って『心臓がんばれ』といって，心臓を叩いて血行動態を維持してるよね．ECMOが導入されたら，なるべくそれは止めようっていうのが，心臓ECMOの基本的な考え方だよ．

看護師 ：肺も心臓も，休ませることがECMOのコンセプトですもんね．

Dr. 小倉 ：そうだよ．ECMOでは，とにかく自己臓器を休ませるんだ．心臓にとって，負担になるようなことって何だろう？

研修医 ：**心負荷**ってヤツですね!? 心負荷は**前負荷**と**後負荷**に分けることができますよね！ 循環器内科をローテートしたときに勉強しました．

Dr. 小倉 ：いいぞ！ その調子！

研修医 ：前負荷は，心臓に対して容量を負荷することです．後負荷は，心臓の出口側の抵抗（主には血管抵抗）のことを言います．心負荷を避けるってことは，**容量負荷を少なくすること**と，**血管抵抗を下げる**ことになりますね．

Dr. 小倉 ：うん．だから，急性心不全の治療だと，除水をしてあげることと血圧を下げてあげることが基本になるよね．ECMOが装着された患者さんでも，それを忠実に貫くんだ．いいかい？ あくまでECMOは治療デバイスじゃあないって言ったね？ だから，ECMOが装着されることで，心臓の治療方針が変わることはめったにないんだ．

看護師 ：それじゃ，ECMOが装着された心不全の患者さんの観察は，**ちゃんと尿量が確保されていて**，**体液バランスがマイナスになっているかな**ってことと，血管抵抗が上がりすぎてないか？ ってことを確認することが中心になるんですね？

Dr. 小倉 ：正解．それじゃ，腎臓の血流がECMOを装着しても十分じゃなくて尿量が不十分なときはどうしたらいいかね？

看護師 ：アドレナリン？

Dr. 小倉 ：…ではないよね．コンセプトからすると，心臓を頑張らせないんだったね．

看護師 ：そうでした．え，じゃあどうするんですか？

Dr. 小倉 ：**大動脈バルーンポンピング（IABP）**が入っていない場合は，IABPを入れてみるのも一手だろうね！ IABPは，左室補助装置の1つで，左室の収縮時にバルーンが収縮して左室から血液を吸引し，大動脈弁が閉じた後の左室拡張期にバルーンが膨らんで，拡張期の血圧を上

げて臓器血流を増やしてくれるんだ．

研修医 ：でも，大抵はECMOの前にIABPって入っていますよね？

Dr. 小倉 ：確かに（笑）．そのときは，**ECMOの血液流量を上げて対応するん**だ．それでも，どうしても血行動態が不安定で，平均血圧が60 mmHg以下で，臓器血流が保てなかったら，そのときは**心臓を叩かないで血管を締め上げて血管抵抗を上げてやる**しかないんだ．具体的に言うと，少量のノルアドレナリンを使うんだね．

研修医 ：苦し紛れですね….

Dr. 小倉 ：うるさいわ！（笑）　でも，実際はそうなる．なるべく心臓に対しては，陽性変力作用（心収縮力を上げる作用）とか陽性変時作用（心拍数を上げる作用）をもつようなカテコラミンは避けるようにして，心臓は休めてあげよう．具体的には，ドパミンやドブタミン，アドレナリンなどを使って血行動態を保つよりは，ノルアドレナリンを使ってあげた方が，心臓にとってはまだ優しい．

看護師 ：へー．カテコラミンの選択も，慎重にやらなくちゃですね！

Dr. 小倉 ：うん．でも，ECMO装着中の重症心不全の患者さんに対して，どのカテコラミンを使用すべきかって問題に対しては，実は文献上は正確な答えは出ていないんだ．カテコラミンを使い比べた研究はないんだよ．だから，なんだっていいじゃんって意見もあるかもね．だけど，あらゆるショックの患者さんで，どのカテコラミンがよいか？って比較検討した研究[6]では，生命予後に有意差は出なかったけれど，不整脈などの合併症は，ノルアドレナリンで有意に少なかったっていう結果が報告されている．だから，ECMOを装着するような重篤な心原性ショックの患者さんの場合でも，**カテコラミンを使用するなら，ノルアドレナリンが第一選択**になるんだよね．心臓を頑張らせないために何ができるか？　しっかり考えていこう．

研・看 ：はい．わかりました！

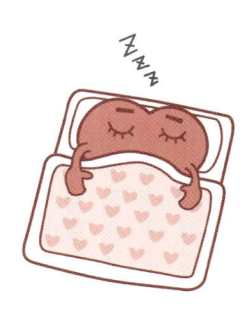

3 | 大腿動脈送血流量は必要最低限に

1) 大腿動脈からの送血はどう流れる?

Dr.小倉 ： みんなに1つ考えてほしいことがあるんだ. 心臓ECMOでは，右房（下大静脈）脱血・大腿動脈送血が最も多い血管アクセスルート（図10 参照）なんだけれど，大腿動脈に送血すると，血液はどんなふうに流れるだろう?

研修医 ： 確か，大腿動脈から大動脈に向かって血を送るので，ECMOからの血流は総腸骨動脈から大動脈を駆け上がって，大動脈弓部から脳へ血液が送り込まれます.

Dr.小倉 ： よくできました！ それじゃあ，通常は大動脈って，どっちからどっちの方向に血液が流れているかな?

看護師 ： 心臓から駆出された血液は，大動脈弓部を通って胸部・腹部大動脈から総腸骨動脈へと流れていきます.

研修医 ： **ECMOの血流は正常の血流とは反対方向に流れている**ことになりますね（図12）.

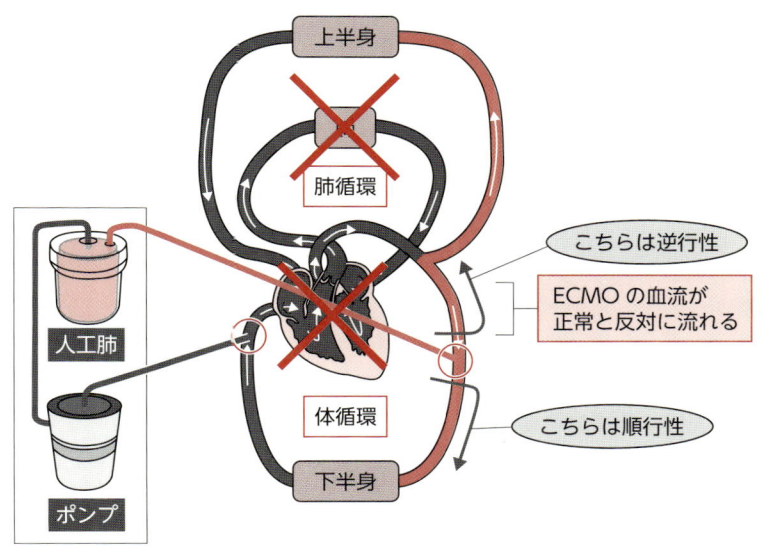

図12 大動脈を逆行するECMOの血流

Dr. 小倉：その通り！ それって大丈夫なのかな？

看護師：大丈夫なの？ って，…先生に言われると不安になります．

研修医：でも，大腿動脈アクセスは最も一般的な血管アクセスだっていうことですから，きっと大丈夫なんじゃないですかー？

Dr. 小倉：えー．結局は大丈夫なんだけどさ，もうちょっとまともに考えようよ（笑）．ECMOからの血流が大動脈＆大動脈弓部を逆行するって，心臓の気持ちになってみたら，どう？

看護師：ECMOさん頑張ってくれてるなあって．

研修医：オレも頑張ってよくならなきゃなあって．

Dr. 小倉：(ずっこけ)．そうじゃなくって（汗）．V–A ECMO患者の心臓って，いくら頑張らせないって言ったって，心臓の動きを止めることはしてないんだよね．じゃあ心臓が微力ながら血液を駆出させようとしている状況で，V–A ECMOからの血流が大動脈を逆流してかけ上げってくる状況って，心臓からしたらどうかな？

研修医：邪魔ですね．

看護師：うん．なんか，心臓が血液を出そうとしてるのに，ECMOの血流が邪魔して血液が出て行かなそう．

Dr. 小倉：やっと気がついてくれたね！ V–A ECMOを大腿動脈アクセスで回した場合，**大動脈を逆行する血流は，心臓から見たら後負荷を増大している**ことになるんだ．

研修医：あれ？ 心不全の治療は，前負荷と後負荷の軽減が基本的なコンセプトだから，大腿動脈アクセスのV–A ECMOが後負荷を増大するってことになると，それこそ心不全の治療方針に相反しますね．

Dr. 小倉：ザッツライト．正しい！

研修医：え，でも，**この後負荷の増大，避けられないですよね？**

Dr. 小倉：うん．右の鎖骨下動脈にアクセスすれば，大動脈の逆流は十分避けられるんだけれど，右鎖骨下動脈へのアクセスは，通常は鎖骨下動脈に人工血管をつないで，その反対側にECMOのカニューレをつないで送血することになるので，**V–A ECMOの送血は大腿動脈が第一選択になる**．そうなると，後負荷の増大は避けられないんだよね．だから，この場合，**大腿動脈からの送血は，必要最低限にしなきゃい**

けないんだ.

研修医 : へーぇ. そのさじ加減って, やっぱスペシャリストじゃなきゃ難しいんだろうなあ.

Dr.小倉 : そうだねぇ. 初学者には, ちょっと難しいかもね. でも, みんなは今, 一生懸命勉強しているからね, きっとそのさじ加減がわかるようになるよ!

看護師 : でも, 先生. そのさじ加減って, 何か指標があるんですか?

Dr.小倉 : うん, あるよ. ちゃんと!

看護師 : 教えてください!

2) 大腿動脈送血流量の目安は?

Dr.小倉 : 1つはやっぱり**血圧**だね! 後負荷って, いわゆる血管抵抗のことだから, それは血圧として数字で現れる. 血圧が高すぎるってことは, それだけ心臓にとっての後負荷が高いってことだよね. それはECMOでも一緒だから, 血圧を上げすぎないってことが大事. **平均血圧で言えば, 60～65mmHgがちょうどよい程度**かなっていうのが一般論さ. もう1つは, **ちゃんと大動脈弁が開いているか?** っていうところをチェックするんだ. これは心臓超音波検査（ベッドサイドでもできる!!）をしてみなくっちゃわからないんだけれど, この所見の確認って, けっこう大事なんだ.

研修医 : 大動脈弁が開いてないと, どうなっちゃうんですか?

Dr.小倉 : いろいろと問題はあるけど, まずは心臓に血液が滞留しちゃって出て行かないってことだから**心臓の中に血栓ができる**ってこと. あとは大動脈弁が開かないだけじゃなくて大動脈逆流があるときには, 大動脈を逆行してきた血液が左室に入って行っちゃうことになるから, 心臓には血液が溜まる一方になって心臓の中の圧が上昇して, 結果的に**重度の肺水腫**が完成してしまうんだ. 例え大動脈弁逆流がない場合でも, 右室が動いていて左室が動いていない場合だと, 同じように左室に血液が溜まる一方になるので, 同じように肺水腫が発生

してしまうね.

看護師 ：あんまり ECMO の血流を上げすぎてもダメなのね．むしろ患者さんを悪くしてしまうリスクになるなんて．

Dr. 小倉：大腿動脈に送血をする場合は特に，ECMO の血流は最低限にして，血圧が60〜65 mmHg を目安にして臓器血流を確保しよう．それでも大動脈弁が開かない場合は，IABP を入れて左室から血液を吸引してあげて，血流が左室内に停滞しないようにしよう．それでもダメな場合は，Impella®（日本未認可）を入れたりするけど，どうしてもダメなら左房ベントをするんだ．難しくなるからこれ以上は説明しないけど，**大事なのは，V-A ECMO で大腿動脈から送血を行う場合は，心臓の負担になるような後負荷を避けるために，血圧が60〜65 mmHg を目安にして臓器血流を確保しようってことね**．ちゃんと大動脈弁が開いていることを確認して，開いていなければIABP の使用を積極的に考慮しようね！

研・看 ：はい！わかりました！

プチ解説 **Impella® とは**

左室に挿入したポンプから血流を吸引して大動脈へ送り出す．世界最小の心室補助装置です．

プチ解説 **左房ベントとは**

心房中隔にカテーテルで穴を開けて，左房から右房へ血液を逃がしてやり，左心系の圧を下げてあげること．

---

4 IABP と ECMO

Dr. 小倉：重症の左心不全の管理では，心臓を休めるという意味で，IABP をまず入れるという手もあるね．IABP は最も簡易的で侵襲性の低い安全な心室補助デバイス．おまけに心臓を栄養する血管である冠動脈の血流を増やす効果もあるから，冠動脈疾患による心不全の場合では特に好んで使われる傾向があるよね．だから，ある程度までカテコ

ラミンが増量していった段階で，重症の心不全管理ではIABPが導入される．心室の収縮を助け心臓を休ませるために，IABPは多くの心不全で導入されるんだ．

看護師 ：IABPも，心臓にとっては優しいデバイスなんですね．

Dr. 小倉 ：でも，IABPには生命予後を改善させるエビデンスは全くない[7]．カテコラミンで心臓を叩いて管理しても，IABPで心臓を休ませて管理しても，生命予後は変わらない．これが悲しい現実なんだよね．実際にIABPの心室補助能力はECMOに比べればだいぶ低くて，実際には，IABPを導入することでカテコラミンの投与量を減らせたりすることはあんまり経験しない．そこらへんの臨床的な現実を鑑みると，IABPの予後改善効果が証明されにくいというのもわかる気もするんだよね．

研修医 ：じゃあ先生，ECMOはどうなんですか？

Dr. 小倉 ：そもそも心臓ECMO領域では，カテコラミンを大量に使って循環管理をした症例とV–A ECMOを導入して心臓を休ませて管理をした症例の比較検討試験は，全くといっていいほど存在しないんだ．**カテコラミンの大量投与やIABPによる心室補助によってでも血行動態が安定しない場合にのみ，V–A ECMOが導入されるのが普通なんだよ**．ECMOは侵襲度が高いから，安易には導入できないんだよね．

看護師 ：そっかあ．心臓も肺と同じように考えたら，早く休ませてあげればいいのになって思いますけど，なかなかそうはいかないんですね．

Dr. 小倉 ：ECMOがもっと身近で安全で簡単になれば，カテコラミンで叩きまくる心不全管理じゃなくって，ECMOで心臓を休ませる心不全管理っていうのも治療の選択肢に早い段階で入ってくると思うんだけどな．ちなみに，**カテコラミンの大量投与やIABPによる心室補助によってでも血行動態が安定しないとき，どの時点からV–A ECMOを導入すべきかってことに関しても，全然エビデンスが出ていないんだ**．ギリギリまで粘る方がいいのか？ それともある程度早めにECMOを導入した方がいいのか？ 僕もわかんない．呼吸ECMOでは，あんまり人工呼吸器で粘りすぎた症例はECMOを導入しても予後が悪いって出てるからね[3]．**呼吸ECMOの場合は人工呼吸管理から3日，遅くとも1週間以内にECMOの適応を判断しようってなってる**．心臓はどうなんだろうなあ？ うん．でも，僕はやっぱり，呼吸不全の管理

と同じように，心不全のときだって傷んで疲れた心臓は，早めに休ませてあげたいな.

看護師 ： 先生ぇ優しーい♡

Dr. 小倉 ： てへ.

研修医 ： はあーあ．ラーメンでも食うか.

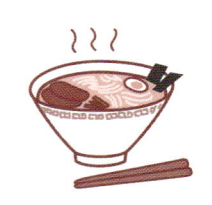

心臓 ECMO のコンセプト
- 強心薬と言われるカテコラミンは極力使わず，心臓を休めよう
- 心臓の後負荷を増大させることのないよう，大腿動脈送血流量は必要最低限にし，血圧は上げすぎないように注意しよう
- 治療効果としてのエビデンスは1つもないけど，IABPをうまく使おう

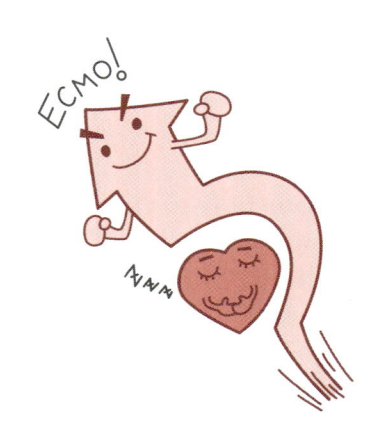

5　合併症の少ない優しいECMOを

Dr. 小倉：ECMOの合併症は，**①患者関連合併症**，**②回路関連合併症**，**③機械
関連合併症**の3つに分けられる．ECMOって，とっても有用な治療
であるはずなのに，この合併症が半端じゃなく多いがために，あま
りよい治療成績が残せてこなかった歴史があるんだ．御年輩の先生
方のなかには，ECMOを装着するようになった患者はみんな死んじゃ
うって思っている先生もいて，でも，そう思われても仕方がないく
らいに，日本ではECMOの治療成績が悪かった．そして大事なこと
は，ECMO患者さんの死亡原因はECMOの合併症によることが多
くって，ECMOの合併症は今でも重大な問題として認識され，世界
中のECMOフィジシャンが，その軽減のために努力をしているんだ．

看護師：壮絶な歴史ですね…．

Dr. 小倉：そうだね，ECMOの歴史は古くて，もう50年以上も前から先人たち
が努力を積み重ね，今がある．その当時は機械の性能も悪くて，先
人の先生方も本当に苦労したと思う．でも欧米の先生方は諦めずに
機器を改良して，システムを改善して，今，超重症の呼吸不全・心
不全の患者さんを死の淵から救う治療としてECMOを確立させた．
そしてそのECMOの進化の歴史は，**ひとえに合併症との戦いであっ
て，合併症の克服が，ECMOの臨床成績を向上させたんだ**．ECMO
成功の鍵は，常に合併症の予防と対処にあってね，僕たちECMOフィ
ジシャンは，ECMOとその合併症の双方に精通していなければなら
ないんだ．

看護師：**優しいECMOって，合併症を起こさないECMOのことだってことで
すね！**

Dr. 小倉：そう！　その通り！　自己臓器を使わないで管理する優しいECMO治
療は，合併症に対する正しい対応も含めて初めて完成するんだ．こ
こではECMOの合併症について，しっかり学んでいこう．

研・看：はい！　よろしくお願いします！

1) 出血

Dr. 小倉：なんと言っても，最も多い合併症は"**出血**"!! Extracorporeal Life Support Organization (ELSO) レジストリーの統計を見ても，その頻度は桁違いに多い．出血の場所はカニューレ挿入部，気道および肺，消化管，中枢神経（脳）の順に多いと言われている[4]．

研修医：ECMO のとき，常に**ヘパリン**を使っていますよね？

Dr. 小倉：うん．回路内の血栓形成を防ぐ目的で，ECMO 稼働中は常にヘパリンを流して抗凝固療法をやっているね．それが出血を助長するときも多々あるよね．血液は異物に触れると固まる性質があるからね．それをさせないための抗凝固療法だけど，時にそれが仇になる．気をつけなきゃね．

看護師：実際にはヘパリンってどれくらいの量が適切なんですか？

Dr. 小倉：ヘパリンの効き方は人それぞれだから一概には言えないけれど，APTT（activated partial thromboplastin time：活性化部分トロンボプラスチン時間）で言ったら，40 ～ 60 秒くらいを指標にヘパリンの投与量を調整するのが一般的かな．ACT（activated clotting time：活性化凝固時間）で管理しなさいって言う先生もいらっしゃるけど，世界標準だと APTT を指標に管理することになっている．ヘパリンの血中濃度は，ACT よりも APTT の方が正確に反映するからね[5]．

看護師：いつも ACT の測定がんばってたんですけど…．APTT の方がいいって…．

Dr. 小倉：ACT はベッドサイドでできるからね．簡単だから，ついついそれをオーダーしちゃうんだけど，それじゃダメなんだよね．

看護師：ちょっとがっくりですが，患者さんのためであるなら，ぜひ，APTT 測定してあげたいです．

Dr. 小倉：うん，ありがとう．

2) 血液凝固異常・血小板減少

Dr. 小倉：次に多い合併症は，**血液凝固異常**と**血小板減少**だ．血小板は異物に

触れると，活性化して炎症性メディエータを放出して凝集する．

看護師 ： どういうこと？

Dr.小倉 ： あ，難しいこと言ってごめんね．つまり，血小板が異物にくっつくと，血小板が頑張り始めて，その他の血小板に『ここに集合！』って言って合図を送るんだ．すると，他の血小板が『よい，よい，

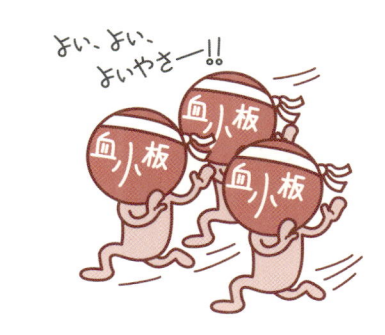

Part 1 ECMOのコンセプト〜ECMOってどんな治療？

よいやさー』と言って集まって来て固まる．ついでに，その他の凝固因子も血小板の出す合図に従って集まり，血栓を形成する．そんな感じで血栓ができていき，血小板が消費されて血小板減少が起こるんだね．わかるかな？（血小板のはたらきについてはPart2-6をCheck！）

Dr.小倉 ： 本来，血管が破れたところから血液が外に飛び出したとき，血小板は活性化して血を固めて止血しようとする．血液が血管から飛び出てECMOの回路中をグルグルと回っているときも，やっぱり血小板は活動を始めてしまうんだ．

研修医 ： じゃあ，ヘパリンじゃなくて**抗血小板薬**を使えばいいんじゃないですか？

Dr.小倉 ： 一理ある．あると思う．事実，そういうことを考えて，抗血小板薬をECMO回路内の血栓予防に使う人もいるね[8]．だけど，現時点ではメジャーじゃない．抗血小板薬はヘパリンと違って出血性合併症が起こっても拮抗できないし，投薬を止めても，抗血小板効果は少なくとも数日は続く．安全性が確立されていないんだ．

研修医 ： でも，血小板がくっついて集まるのをブロックしないと，血栓の形成は避けられないんじゃないですか？

Dr.小倉 ： 正確には，血栓の形成は避けられることになっている．血栓の形成は，血小板が集合する"凝集"というプロセスに加えて，フィブリノーゲンがフィブリンになって固まる"凝固"というプロセスがある．血栓は，その2つのプロセスが完成して初めて形成されるんだ．だから，ECMO稼働中にしっかりとヘパリンを使って抗凝固療法を

していれば，理論的には，血小板の凝集が起こっても血栓の形成はできないことになっているんだ．

研修医 ：それで十分なんですか？

Dr. 小倉 ：十分か？ どうか？ ってのは僕には正直わからないんだけど，少なくとも現時点では，抗凝固療法だけで一定の成果は出ているよね．2009年のインフルエンザパンデミックのとき，ECMO大国のスウェーデンやイギリス，イタリアは，80％以上の生存退院率を達成していた．これが抗血小板薬も使えばさらに生存退院率がよくなったか？ というと，それはわからなくって，抗血小板薬の使用は，もしかしたら出血性合併症を増やしてしまって，結果的に死亡者を増やしてしまったかもしれない．

研修医 ：うーん．考えさせられますねぇ．でも，おもしろい！

Dr. 小倉 ：確かに，ECMO中の血液凝固管理は，興味深いところだと思う．**現時点ではヘパリンによる抗凝固療法をその管理の首座として，血小板が減少してきてしまったら，血小板減少による出血性合併症の予防のために，最低8万〜10万/mm³程度をキープするように輸血しよう．**

研・看 ：はーい．

3) その他の患者関連合併症

Dr. 小倉 ：その他のメジャーな患者関連合併症としては，**腎機能障害**や**感染症**などがあるんだ．特に，感染症では**カテーテル関連血流感染症**が最も多くって，時に，それによって敗血症を発症することがあるんだ．ECMO稼働中に敗血症を併発すると，敗血症性DICや多臓器不全が引き起こされて血液凝固管理はメチャメチャに難しくなるし，当然，死亡率も上がる．通常診療では定期的に監視培養検査を行って，血流感染症を併発していないか？ こまめにチェックし，感染症が疑われる場合には，敗血症に陥る前に適切な抗菌薬で治療を開始できるよう心がけよう！

看護師 ：わかりました！

研修医 ：ちなみに，予防的に抗菌薬を投与しておくっていうのは，意味がないんですか？

Dr.小倉 ： 予防的抗菌薬投与に関しては，まだ答えが出揃っていないんだ．ECMO稼働中はずっと表皮常在菌をターゲットにした予防的抗菌薬投与を行っている施設もあれば，ターゲットを絞らずに広域スペクトラムの抗菌薬を予防的にずっと使い続ける施設もあるし，一方で全く予防的抗菌薬を使っていない施設もある．この点に関しては，エビデンスの構築が待たれるところだね！

研修医 ： わかりました！いずれにしても，感染症には注意して診療を進めることが大事ですね．

2 回路関連合併症

Dr.小倉 ： 次に，回路関連合併症だけれども，多い順に並べると，**回路内血栓症，人工肺不全，溶血**という具合になる．回路内血栓症は，やっぱり最も多い回路関連合併症[6]．回路全体がヘパリンコーティングされるように改良されてからはだいぶ減ったみたいだけど[6]，それでも未だに合併症として多く報告されているんだ．

1) 回路内血栓症

研修医 ： 回路内の血栓って，探して見てわかるんですか？

Dr.小倉 ： 目で見て探して発見できる場合もあるよ．**血栓は人工肺のつなぎ目とか回路の分岐点**，つまり乱流が起こりやすい部分にできやすいから，よく観察しよう．だけれど，実際には，稼働してる回路を見て回ったって，見つけるのは難しいんだ．そのためには，回路に組み込まれている**圧モニターをよく観察**して，圧の上下変化から，どの部分に血栓が形成されて抵抗になっていそうか？を見極めよう．

看護師 ： そのために圧モニターのcheckとかがあるんですね‼ 観察，頑張りますね！

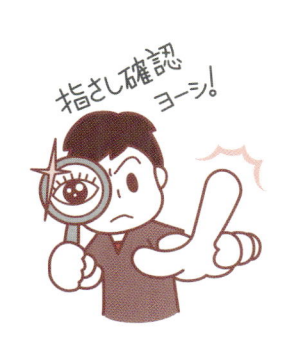

2) 人工肺不全

Dr. 小倉：次は人工肺不全についてね．ECMOの資機材は，あくまで消耗品．人工肺は血液とガスを膜1枚で隔ててガス交換を行っているんだけれど，人工肺が劣化してくると，その1枚の膜の構造が破綻して，**人工肺のガスが流れる側に血漿が漏れ出て来てしまう**んだ．そういう状態になると，**人工肺が泡を吹いてみえる**．

看護師　：人間とおんなじ，もう限界のサインですね（笑）．

Dr. 小倉：うん．でも本当に泡を吹くまで人工肺を使い込んじゃった場合は，そのときはガス交換ができていない状態なんで，患者さんにとっては修羅場！ そうなる前に人工肺を交換してあげなきゃ．

研修医　：そのためには？

Dr. 小倉：そのためには，やっぱり**モニタリング**が大事．人工肺の出口の血液を採取してガス分析し，酸素化が十分にされた血液が送血されているか？ チェックしたり，人工肺にガスを流す圧力の上昇がないか？ チェックしておかなくちゃならない．もしもガスを流す圧力が上昇してきている場合は，膜が劣化してきて血漿が漏れ出て来ている可能性があるので，人工肺の酸素化能とも比較検討して，人工肺の交換を積極的に考慮しよう．

研修医　：わかりました！

看護師　：ナースにできることは，時間ごとのcheckで変化の有無をみて先生に報告ですよ!! 早め早めっと!!

3) 溶血

Dr. 小倉：次は溶血の話だよ．溶血も，ECMO回路の進化によってだいぶ少なくなったんだ．溶血はどういう風にして起こるかっていうと，血球がぶつかったり引きちぎられたりして起こるんだ．

看護師　：え？ 誰が引きちぎるんですか？

Dr. 小倉：**僕たち**だよ！

看護師　：えー？ なぜ？

Dr. 小倉：ECMO稼働中の溶血は，回路内にでき上がった大きな血栓に血球が勢いよくぶつかることによって起こることもあるし，ECMOの流量

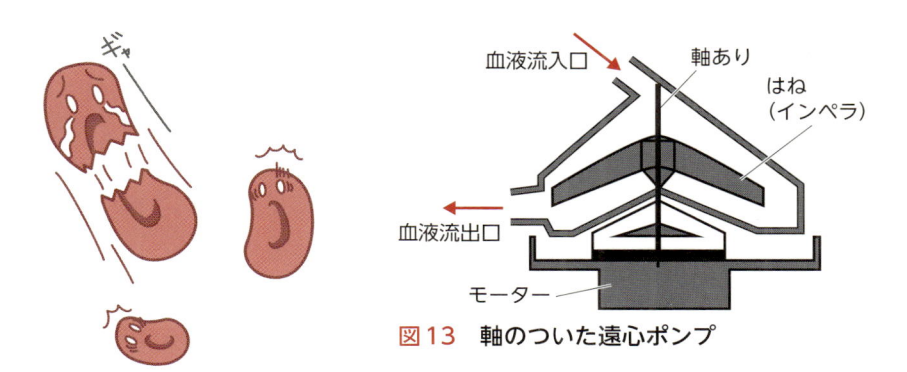

図13　軸のついた遠心ポンプ

を上げすぎると，吸引圧や駆出圧が上昇しすぎて血球が引き伸ばされたり押しつぶされたりして壊れてしまうんだ．

看護師　: ただECMOが回っていればよいというわけではないんですね!? どうすれば溶血をさせないような管理ができますか? ECMOの流量って，そこそこ上げて管理しないと，酸素化や血圧を保つことができませんよね…

Dr.小倉: 1つは，圧を上げずに高流量で脱送血ができるように，**太いカニューレ**を使うことだね．そして，もうひとつは，さっき勉強したように，**回路内に血栓を作らないようにすること**．この2つは『優しいECMO』の必須項目だよ．

研修医　: 優しいECMOをするために太いカニューレが必須っていうなら，優しいECMOができるかどうか? って，**ECMOを回し始める前のカニューレ選択の時点で半分勝負が決まってしまっている**んですね．

Dr.小倉: うん．デバイス選びは本当に重要．カニューレが細いと，脱血も送血もうまくいかないから，何をやってもECMOはうまくいかないし，太すぎるとカニューレ挿入の際の血管損傷のリスクを不必要に上げてしまう．その他にもポンプの選び方も重要で，軸の付いた遠心ポンプ（図13）だと，回転軸の摩擦によって熱が発生されて，その熱で血球が壊れてしまうんだ．デバイス選びのときには，合併症の少ない『優しいECMO』のために細心の注意を払ってほしいな．

研修医　: わかりました!

Dr.小倉: そしてもっと大事なことは，溶血の末路は，**ただの貧血に終わらない**ってことなんだ．

研修医 ：へ？ 貧血になったら輸血すればいいと思ってましたけど…

Dr.小倉：違うんだよ．溶血すると，赤血球の中からは，ヘモグロビンとかの，いわゆる赤血球の中身が血中に出てきちゃう．その中身が問題でさ，ヘモグロビンとかは血中に出てきちゃうと**炎症惹起物質として扱われて，溶血にともなって炎症までが発生してしまう**．

研修医 ：え？ 自分のヘモグロビンによって炎症が起きちゃうんですか？ 自分のヘモグロビンで自分がダメージをくらうんですか!? えー!?

Dr.小倉：そうなんだ．普通は感染症とかのときのように，自分以外の異物が体の中に混入してきたときに炎症って起きるんだけど，実は自分のカラダの中にも炎症を引き起こす物質（damage associated molecular patterns：DAMPs）がたくさんあってね．ヘモグロビンもDAMPsの1つなんだ[9]．

研修医 ：えー．信じられない…．

Dr.小倉：だって想像してごらんよ．膝をぶつけて腫れたとき，その腫れた膝には炎症が起こっていて熱をもったり痛みが出たりするじゃない？ 感染しているわけではないのに…．その炎症を引き起こす物質って何？ …DAMPsなんだよ！

研修医 ：うーん．ECMO…奥が深い．

Dr.小倉：楽しいでしょ!? 患者さんに優しいECMOのために，血球を壊さないであげてね！

3 機械関連合併症

Dr.小倉：最後に機械関連合併症について話そうかな．とは言っても，実にシンプルな話さ．

看護師 ：と，いいますと？

Dr.小倉：**機械も壊れるときがあるから気をつけてね！** それだけの話．

看護師 ：ずっこぉー．何それ!?

Dr.小倉：いや，真面目な話さ．ECMOだって，所詮は人間が作った機械だよ．いきなり電源が落ちることだってあるかもしれないし，いきなりポ

ンプが回らなくなったりすることもあるかもしれない.

研修医　：そりゃあそうですけど….

Dr. 小倉：実際に，ECMC患者さん搬送データを例にみてみると，ECMOの緊急停止事例が報告されている[7].　何はともあれECMOはね，機器が停止した時点で即刻修羅場なんだよ（汗）.　さっき示した文献には「ECMOの緊急停止時には手でECMOを回した」って書いてあるんだけど，いずれにしてもどのような非常事態にも対応できるように，ECMOを診る人間は，日々トレーニングを積んでおく必要がある.

研修医　：やっぱ，ECMO.　奥が深いなあ.

POINT

合併症の少ない優しいECMO

・ECMOの合併症には患者関連，回路関連，機械関連の3つの合併症がある

・出血性合併症に細心の注意を!!（APTT＝40〜60秒，血小板は8〜10万/mm^{3}をKeep!!）

・適切なECMOデバイスを選択し，溶血が起こらないようにしよう

・人工肺の酸素化能をモニタリングし，適切なタイミングで交換しよう

・ECMOは機械.　壊れることだってある! ということを肝に命じ，対処法を確認しておこう

Part1の参考文献

1 ）「Extracorporeal Life Support: The ELSO Red Book 5th Edition」（Brogan TV, et al, eds）, Extracorporeal Life Support, pp415–420, 2017

2 ）Amato MB, et al : Driving pressure and survival in the acute respiratory distress syndrome. N Engl J Med, 372 : 747–755, 2015

3 ）Brodie D & Bacchetta M : Extracorporeal membrane oxygenation for ARDS in adults. N Engl J Med, 365 : 1905–1914, 2011

4 ）Paden ML, et al : Extracorporeal Life Support Organization Registry Report 2012. ASAIO J, 59 : 202–210, 2013

5 ）「Extracorporeal Life Support: The ELSO Red Book 5th Edition」（Brogan TV, et al, eds）, Extracorporeal Life Support, pp93–103, 2017

6 ）Brogan TV, et al : Extracorporeal membrane oxygenation in adults with severe respi-

ratory failure: a multi-center database. Intensive Care Med, 35：2105–2114, 2009

7) Broman LM, et al：The Stockholm experience: interhospital transports on extracorporeal membrane oxygenation. Crit Care, 19：278, 2015

8) Peek GJ, et al：Efficacy and economic assessment of conventional ventilatory support versus extracorporeal membrane oxygenation for severe adult respiratory failure (CESAR): a multicentre randomised controlled trial. Lancet, 374：1351–1363, 2009

9) Combes A, et al：Position paper for the organization of extracorporeal membrane oxygenation programs for acute respiratory failure in adult patients. Am J Respir Crit Care Med, 190：488–496, 2014

10) Barbaro RP, et al：Association of hospital-level volume of extracorporeal membrane oxygenation cases and mortality. Analysis of the extracorporeal life support organization registry. Am J Respir Crit Care Med, 191：894–901, 2015

11) NHS：Treating adults with severe acute respiratory failure using an artificial 'lung' to oxygenate the blood outside the body（ECMO）．2011
https://www.nice.org.uk/guidance/ipg391/resources/treating–adults–with–severe–acute–respiratory–failure–using–an–artificial–lung–to–oxygenate–the–blood–outside–the–body–ecmo–pdf–317640493

12) Serpa Neto A, et al：Associations between ventilator settings during extracorporeal membrane oxygenation for refractory hypoxemia and outcome in patients with acute respiratory distress syndrome: a pooled individual patient data analysis：Mechanical ventilation during ECMO. Intensive Care Med, 42：1672–1684, 2016

13) Gamper G, et al：Vasopressors for hypotensive shock. Cochrane Database Syst Rev, 2：CD003709, 2016

14) Ahmad Y, et al：Intra–aortic Balloon Pump Therapy for Acute Myocardial Infarction: A Meta–analysis. JAMA Intern Med, 175：931–939, 2015

15) He HW, et al：Using anti–platelet therapy to prevent extracorporeal membrane oxygenator thrombosis without heparin resistance and with thrombocytopenia. Crit Care, 18：595, 2014

16) Lee SK & Ding JL：A perspective on the role of extracellular hemoglobin on the innate immune system. DNA Cell Biol, 32：36–40, 2013

54　　やさしくわかるECMOの基本

1 ECMO システムの構造

Dr.小倉：Part2では，青景先生と2人でレクチャーをします．青景先生は，小倉と同じように海外で呼吸ECMOを学んで帰ってきた，日本のECMOの第一人者！ 日本のECMOのリーダー的存在でね，小倉もいっつもお世話になってる．きっといろいろと教えてくれるから，ね！ はい．それじゃ，青景先生，よろしくお願いしまーす．

研・看：よろしくお願いします．

Dr.青景：はい．どうぞ，よろしくお願いします．ECMOは単なる生命維持装置．それを勉強したのがPart1でした．次は，ECMOシステムの構造について勉強していきましょう．

研・看：はーい．

Dr.青景：ECMOを取り付けた患者さんは，自分の肺を使用しなくても呼吸できるわけです．つまり自分の肺を使わなくても，二酸化炭素を排出して，酸素を取り込むこと（ガス交換）ができます．それでは，ECMOはどうやってガス交換を行うのでしょうか？

研修医：うーん．詳しくはわかりません….

注1：以下の説明は成人患者を想定して記載しています．小児・新生児患者の場合には，体格に応じてカニューレサイズや血液流量などが異なります．

1 1分あたり3〜4 Lの血液でガス交換

Dr.青景：人工肺というのは，本当の肺のように膨らんだり縮んだりするものではありません．周囲はプラスチックで覆われたもので，内部に空気の通り道と，血液の通り道があります．**酸素**と**二酸化炭素**を運んでいる媒体は**血液**ですから，人工肺の中では，血液に存在している酸素と二酸化炭素のガス交換が行われています．しかし血液と空気

が直接接していません（人工肺の構造を図1に示します）．うすい膜により，ガスの相（気相）と血液の相（血液相）に分けられています．その膜には小さな穴があいていて，ガスだけが通り抜けることができます．膜を超えて血液が気相に流れ込むことはありません．よって，この膜を通して，ガス交換が行われます．気相に流す空気は通常，酸素濃度が高く，二酸化炭素が含まれていない[注2]ため，人工肺後の血液は，人工肺前の血液と比べて，酸素は多く，二酸化炭素は少なくなっています．

注2：一部施設では送気ガスに二酸化炭素を加えることがあります．

研修医 ： なるほど！やってることは透析と似ていますね！

Dr.青景： そうですね．血液を使用するという意味では同じ部類に入るかもしれません．でも，大きく違う点があります．それは，**使用する血液の量**です．透析では，1分間に150〜200 mLの血液を使用します．しかし，ECMOでは，1分あたり3〜4 Lの血液を使用します．つまり，透析の20倍の血液流量が必要なのです．

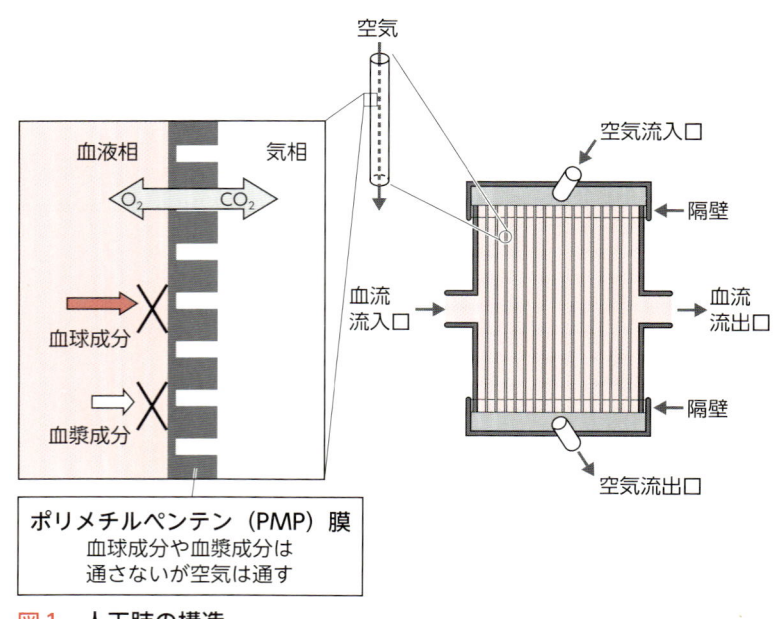

血液相　気相

O_2　CO_2

血球成分

血漿成分

ポリメチルペンテン（PMP）膜
血球成分や血漿成分は
通さないが空気は通す

空気

空気流入口

隔壁

血流
流入口

血流
流出口

隔壁

空気流出口

図1　人工肺の構造

研修医 ： すごいスピードですね.

Dr. 青景 ： そのためには，その血液流量に耐えられるぐらいの十分な構成物が必要です．このECMOの構成物を組み合わせたものを「**回路**」とよびます.

　　　　図2にECMO全体の構造を示しています．1つずつ見ていきましょう.

2　脱血カニューレ，ポンプ，人工肺

Dr. 青景 ： まず，体から血液を取り出すための管があります．これを**脱血カニューレ**と呼びます．図2では，右の頸部から入っているものですね.

研修医 ： 脱血カニューレはいつも，右の頸部から挿入されているのですか？

Dr. 青景 ： いいえ．必ずしも右の頸部と決まっているわけではありません．鼠径部から挿入されていることもありますし，直接胸を開いて挿入さ

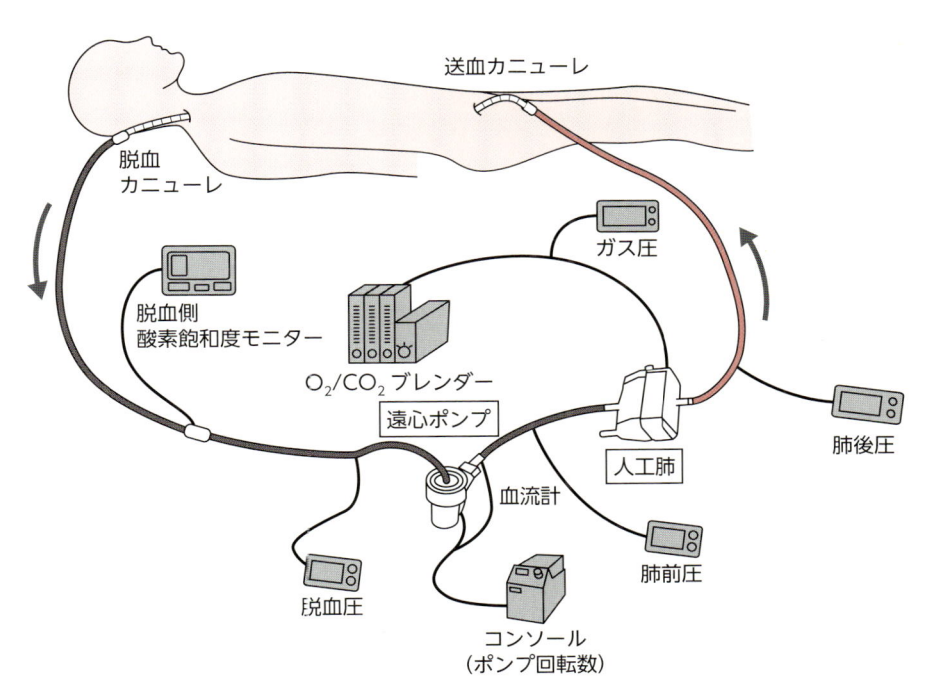

図2　ECMO回路の構造

れていることもあります．どこからでもよい，と言うわけではなく，患者さんの状況や施設の方針で決められているものです．通常のECMOでは，静脈側に挿入されています．

そして，鼠径部にも管が入っていますね．こちらは血液を送るための管であり，**送血カニューレ**と呼びます．こちらも同様に，必ずしも鼠径部から挿入されているわけではありません．頸部に挿入されている場合もあります．また，"ダブルルーメンカニューレ"という1本で脱血と送血を行うカニューレもあります．Part 1のおさらいですが，送血カニューレは，**静脈側**に挿入されている場合と**動脈側**に挿入されている場合があります．前者のモードを，V–V ECMO，後者のモードをV–A ECMOと呼びます（Part 1 図1参照）．

Dr. 青景：次にある構成物は血液を通すホースです．これを「**チューブ**」と呼びます．このチューブは，透明であり，血液の色を見ることができます．脱血カニューレに接続されているチューブは，血液中の酸素量が少ないため，送血されている血液よりも**暗赤色**となります．逆に，送血カニューレに接続されているチューブ内の血液は**鮮赤色**です．もし，送血されている血液が暗赤色であれば，人工肺で十分なガス交換がされていない可能性があります．

研修医：なるほどー．チューブ内の血液の色も，大事な所見なんですね．

Dr. 青景：さらに，チューブは単に透明のホースというわけではなく，多くは内膜にコーティング素材を使用しており，血の塊などが形成しにくい構造になっています．一般的には「**ヘパリンコーティング**」を使用していますが，製造会社によっては特殊なコーティング技術を使用しているものもあります．

それでは，脱血された血液がチューブを通って次に出会う構成物はなんでしょうか？

研修医：図2を見ると「遠心ポンプ」があります．

Dr. 青景：そのポンプの種類には，「**遠心ポンプ**」（図3A）というものと「**ローラーポンプ**」（図3B）というものがあって，透析の機械で使われているポンプは主にローラーポンプになります．しかし近年，ECMOにおいては「遠心ポンプ」を使用することが一般的になってきています．遠心ポンプは，ポンプ内にある羽（これを"インペラ"と呼びます）が回転することで，ポンプ中央から外側の方向に向けて血

A）遠心ポンプ

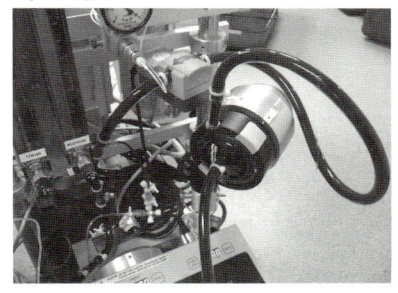

B）ローラーポンプ

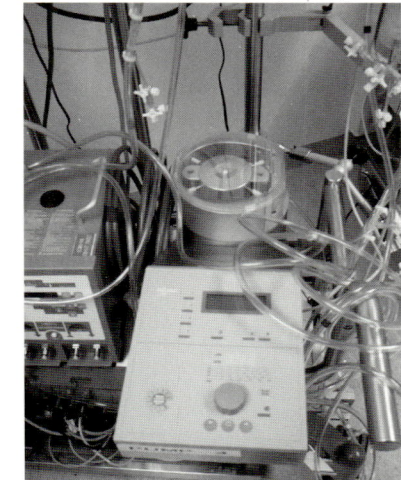

C）遠心ポンプの構造

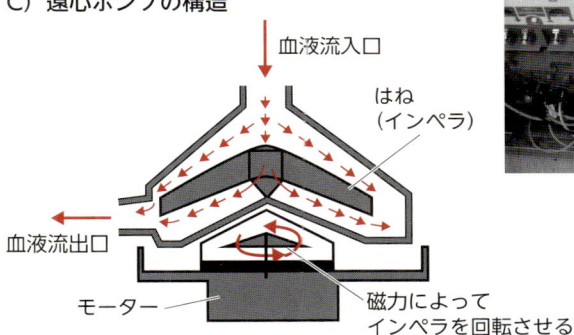

血液流入口

はね
（インペラ）

血液流出口

モーター

磁力によって
インペラを回転させる

図3　ポンプの種類・構造
（カラーアトラス❶参照）

　　　　液に動力を与えることができます．構造は**図3C**に示します．ポンプ
　　　　がなければ，血液を体から取り出すことも，体に戻すこともできま
　　　　せん．ECMOの構成物のなかで人工肺と同じぐらい重要な構成物に
　　　　なります．
　　　　その後にくる構成物はなんでしょうか？

研修医　：**人工肺**です．

Dr.青景：そうですね．ようやく人工肺がでてきました．血液のガス交換はこ
　　　　の人工肺で行われます．ガス交換された後の血液は基本的に，酸素
　　　　飽和度100％となり，二酸化炭素分圧も脱血された血液より10〜15
　　　　mmHgほど低い値になります．
　　　　そしてその後の構成物と言えば，送血用のチューブと送血カニュー
　　　　レになります．

看護師　：ECMOの構造がわかってきました．

遠心ポンプは常に人工肺の手前

Dr. 青景：よかった．それでは，構造がわかったところで，質問です．図2では，遠心ポンプは人工肺の手前に取り付けられています．遠心ポンプと人工肺の位置関係が逆（遠心ポンプが人工肺の後）ではダメなのでしょうか？

研修医：どちらでも大丈夫なように思いますが….

Dr. 青景：実は，**遠心ポンプは常に人工肺の手前でなければなりません**．

研修医：えー!? どうしてですか？

Dr. 青景：人工肺の膜は，空気は通すが血液や水は通さないと説明したと思います．つまり，血液相から気相に血液は漏れることはありませんが，気相から血液相に空気が入る可能性はあります．しかし，血液相に空気が入り込むことはないですよね．その理由は，**血液相の圧力が気相の圧力よりも高いからなのです**．というのは，人工肺は遠心ポンプの後，つまり血液に動力を与えられて送られている側にあるからです．それがもし，人工肺が遠心ポンプの手前側に設置されていたらどうなるでしょうか？

研修医：手前側の血液は遠心ポンプで引き込まれる側なので圧力は低く，後ろ側の血液は遠心ポンプから送られる方なので圧力は高くなっていると思います．

Dr. 青景：その通り．遠心ポンプの手前では，血液は吸引される方になるので，状況によっては陰圧になる可能性があります．つまり，**人工肺の血液が陰圧，つまり気相よりも低い圧力になった場合には血液相に空気が入ってきます**．人工肺から空気が回路内に吸い込まれてしまう状況は，空気が血管内に送られるわけですから，大きなトラブルになる可能性があります．

研修医：ひえー！ それは本当に怖いです．

Dr. 青景：そしてもう1つ透析と違うことは，患者の肺の回復が十分でない場合には，数分間ECMOが止まっただけで，致命的となることです．体に蓄えられている酸素量は，正常時で800〜1,000 mLぐらいです．そして，安静時の酸素消費量は1分あたり200〜250 mL程度です．

A）ECMOで使用するカニューレ

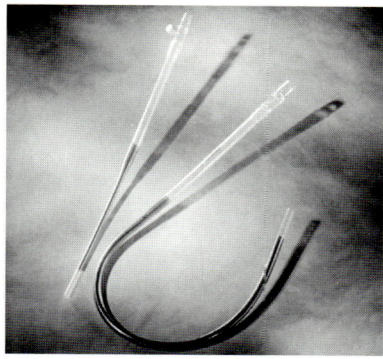

BioMedicusカニューレ（日本メドトロニック社製）

B）脱血カニューレ（頸部）

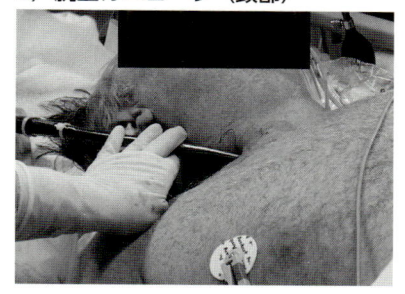

C）送血カニューレ（鼠径部）

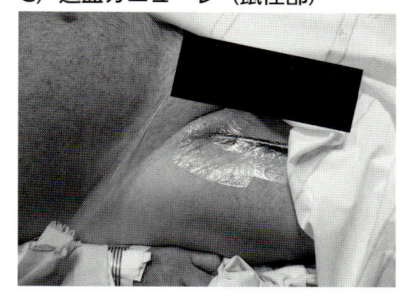

図4　ECMOカニューレ
脱血カニューレは送血カニューレよりも太い
（カラーアトラス❷参照）

　　　　一方，ECMOに，1分あたり3〜4Lの血液を使用して，1分あたり200〜250 mLの酸素を何とか患者の体に供給することができるわけです．自己肺機能が全く失われている場合にECMOが止まってしまったら，2〜3分で心停止に至ります．

研修医 ：透析は止めることはできても，ECMOは止めることができないわけですね．

Dr.青景 ：ECMOは止めることができないだけではなく，**常に高い血液流量を維持しなければなりません**．ECMOが成り立つためには，人工肺の機能が優れているだけでは不十分であり，**優れたポンプと十分に太い"カニューレ"**が必要になります．
　　　　カニューレの写真を図4Aに示します．ECMOには短期間に大量の血液を必要とするため，カニューレも大量の血液に対応できるものでなくてはなりません．

Dr.青景：さて，問題．脱血カニューレと送血カニューレはどちらが太いかわかりますか？

研修医：えっ？ 同じサイズじゃないんですかー？

Dr.青景：同じサイズではありません．通常は**脱血カニューレの方が送血カニューレよりも太くなっています**．後で説明しますが，赤血球は高い圧力には強いのですが，陰圧には弱いのです．例えば採血するときに陰圧をかけすぎると溶血しますよね．でも血液に高い陽圧をかけても溶血することは稀です．具体的な数値を言いますと，− 100 mmHg 以下の陰圧では溶血のリスクが高くなる一方，＋ 400 mmHg までの陽圧は耐えることができます．のちほど勉強しますが，脱血カニューレが細いと強く吸引しなければならないので溶血のリスクが増えます．一方で送血カニューレは回路内圧が＋ 400 mmHg にならないよう度に設定すればよいので，脱血カニューレよりは細くても事足りるわけです．

研修医：カニューレの太さにも理論があるのですね．

Dr.青景：そうです．本当はカニューレの太さだけではなく，長さや挿入部位などいろいろ選択肢があり，体格やECMOのモード（V–V ECMO または V–A ECMO）によって，適切なものを選択しなければなりません．

研修医：奥が深いです．

Dr.青景：カニューレに関してはまた，Part2–2で小倉先生から説明がありますのでそこで勉強していきましょう．

5 回路とチューブの長さ：短くし過ぎてもダメですよ

Dr.青景：それでは，回路の図（**図2**）に戻りましょう．今，人工肺とポンプとカニューレについて勉強していきました．次にチューブについて勉強していきたいと思います．チューブの長さはどのように決められ

ているのでしょうか？

研修医：チューブの長さのぶんだけ，必要な血液量は多くなるので，短ければ短いほどいいというわけではないのですか？

Dr.青景：たしかに，チューブの長さは短い方が導入時や回路交換時の血液の損失は少なくなりますが，短すぎると患者搬送が難しくなりますし，回路トラブル時にも回路の修復がしにくくなります．またハンドクランクを行うにも回路にはある程度の長さが必要ですし，患者搬送やCT撮影を行うためにも長さがあったほうが安全です．

研修医：たしかにそうですね．ECMOが導入されたために，CTが撮影できなくなっては病態把握ができませんね．

Dr.青景：ECMOの利点というのは，導入後に呼吸状態・循環動態が安定することで，従来の高い設定の人工呼吸管理のままでは不可能であった検査搬送や治療が，ECMO導入後には行えるようになることもあります．よって，ECMOを導入した後に積極的に必要な検査や治療が行えないようであればECMOの利点は半減するということになります．

研修医：適切な診断や病態把握，それに対する治療が最も重要．ECMOのコンセプトで勉強しました！

6　回路内圧を測定しよう

Dr.青景：最後に**図2**の細かいところを見ていきましょう．ポンプの前，ポンプと人工肺の間，人工肺の後に，モニターのような「箱」が接続されていますよね．

研修医：これは何でしょうか？

Dr.青景：これは，回路に取り付けられた**血圧計**です．ポンプの前（脱血圧），ポンプと人工肺の間（肺前圧），人工肺の後（肺後圧または送血圧）をモニターして，血液流量が低下した場合に，回路のどこに異常があるか，脱血と送血はうまくできているかどうか，を適切に評価できるようになっています（**図5**）．

研修医：ECMOの血液流量の維持のために，いろいろな工夫がされているの

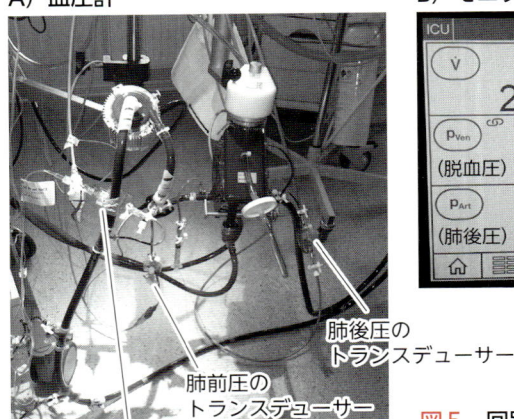

A) 血圧計

肺後圧の
トランスデューサー

肺前圧の
トランスデューサー

脱血圧のトランスデューサー

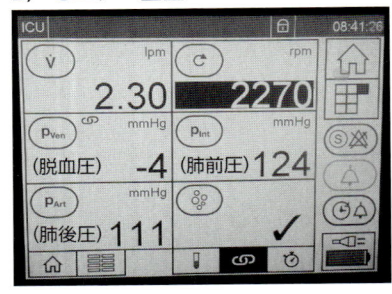

B) モニター画面

図5 回路内圧のモニタリング

（カラーアトラス❸参照）

ですね．モニタリングだけでは意味がないので，僕も勉強してモニタリングの値を適切に評価できるように勉強がんばります．

Dr.青景：そのように感じてもらえれば，私としてもとても嬉しいです．それでは，すこし休憩して，次の項に移っていきましょう．

POINT

- ・ECMOというのは，カニューレを通して体から血液を取り出し，血液中の酸素と二酸化炭素のガス交換を行い，カニューレを通して体に血液を戻すデバイスです．
- ・ECMOは常に高い血液流量を維持しなければならないため，モニタリングとして，血流計だけでなく，回路内圧計が取り付けられています．

2 ECMOの命＝脱血：カニューレは太く！ 短く！

Dr.小倉：青景先生！ ありがとうございました‼ さーて，ECMOの機械類について学んだところで，今度は，実際にその機械をどうやって使いこなしてゆくかを学んでみよっか！ 復習になるけど，ECMOってどんなシステムだったっけ？

研修医：血を抜いて，ガス交換して，血を戻す….

Dr.小倉：そう！ その通り！ ECMOはそれだけのシステムだった．ここでは，その3つの行程について，それぞれ分解して考えていこう！ まずは脱血です．

研・看：はーい！

1 カニューレ選択の理論：カニューレは太く，短く！

Dr.小倉：脱血にはカニューレが必要なんだけど，カニューレっていっても，主だったものだけでこれだけあるんだよ（**表1**を出してズラッと並べて）．

研修医：どっひゃー．なんでこんなに⁉

Dr.小倉：うん．まぁ，まずサイズがいろいろあるね．太いモノ，細いモノ，長いモノ，短いモノ．それと素材がまたいろいろとあるね．ワイヤーでコイリングされているもの，されていないもの，ビニル素材，プラスチック素材，金属製などなど．さらには，シングルルーメンのものとダブルルーメンのものと，いろいろあるね．

看護師：すでに，使いわけられる自信がないんですけど…（涙）．

Dr.小倉：スマートフォンと一緒だよ．いろんな会社のいろんな機種があるでしょ？ 値段もさまざまだし，機能もさまざま．スマートフォンを選ぶとき，先生はどんな基準で選んでんの？

表1　カニューレの種類一覧

商品名	Size (Fr)	Length (cm)
OptiSite	18	15
OptiSite	20	15
OptiSite	22	15
Arterial	23	–
Arterial	17	55
Arterial	23	75
Arterial	14	45
Arterial Sideholes	21	–
Dual Lumen ECMO Cannula	15	–
Arterial ECMO Cannula	8	–

研修医　：いや，お母さんに….

Dr. 小倉：….　聞く人を間違ったわ（笑）．

看護師　：あたしは，やっぱり使い勝手が一番で，あとはいろいろと機能がついて複雑になっちゃってるのは避けますね．どうせ使いこなせないし，使わないし．自分が必要と思う機能だけはしっかりしていればOKなんです．そんでもって可愛い感じだったら，なおさら胸キュンですね！

Dr. 小倉：なるほど．今，大事なこと言ったね．「自分が必要と思う機能」って．それって，「自分がスマホで何をしたいか？」で購入する機種を選んでいるってことだよね．カニューレも一緒．「自分がどのように脱血したいか？」を決めることで，必然的に使うカニューレは決まって

くる．自分の目的（理想）に一番適したカニューレを選べばいいんだ．

看護師：なるほどねー．そう言われると，なんだか気持ちが楽になりますね！

Dr. 小倉：そうでしょ！ **どのカニューレを選べば正解なのか？ を考えるんじゃなくて，どのように脱血したいか？ を決めればいいんだ．**お母さんが決めるんじゃなくてね!?

研修医：カニューレは僕が決めます!!!!

Dr. 小倉：そうだ！ その調子だ！ じゃあ，どういう脱血がしたい!?

研修医：たくさん脱血したいです！ だって，脱血が 10 mL/min とかで少ないと，ガス交換される血液量も 10 mL/min だから，たった 10 mL/min の血液をガス交換して戻しても，ECMO の効果が全然ないじゃないですか．

Dr. 小倉：じゃ，たくさん脱血するために，どんなカニューレがいい!?

研修医：それはですね!! つまり…．えっとぉ…．

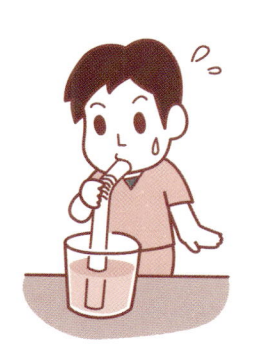

Dr. 小倉：うんうん．普通はパッとは出てこないよ．それじゃ，先生がジュースをストローで飲むことを考えてごらん？ ジュースを飲もうと思ったら，ストローが4つ置いてありました．①細くて短いストロー，②細くて長いストロー，③太くて短いストロー，④太くて長いストロー．どれが飲みやすい？

研修医：えっと，④太くて長いストローですかね？

Dr. 小倉：本当？ ストローの長さが5 mでも？

研修医：いや，それは困りますわー（笑）．

Dr. 小倉：なぜ？ 細いと吸いづらいのはわかるよね？ 長くちゃダメなの？

研修医：…なんとなく．長すぎると，パワー使うような…．

Dr. 小倉：そうなんだ．その感覚は正しい．その感覚が正しいって証明してくれるのが，Hagen–Poiseuille の法則さ．

看護師：…読めない…．

Dr. 小倉：ハーゲン・ポアズイユの法則ね！ まずは図6の式をよくみてほしい．

研修医：全然わかりません…

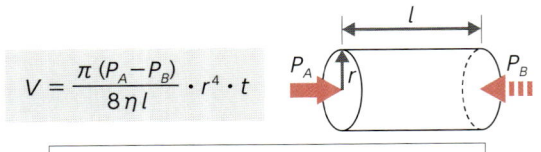

$$V = \frac{\pi (P_A - P_B)}{8 \eta l} \cdot r^4 \cdot t$$

V ：流量	l ：管の長さ
t ：時間	η ：粘性率
r ：管内の半径	$P_A - P_B$：管両端の圧力差

図6　ハーゲン・ポアズイユの法則

Dr. 小倉 ：わからなくていいの！ 大事なのは，"l" と "r"ね!! 管の中を時間 "t"で流れる体積 "V" を増やすために，"l" と "r" はどうあるべきかな？

看護師 ："l" は小さくて，"r" は大きい方がいいんじゃないでしょうか？

Dr. 小倉 ：その通り！ ハーゲン・ポアズイユの法則ってのは，一定時間"t"秒間に長さ"l"の管内を流れる流体の量"V"を表しているんだけど，"V"を増やすには，"管の半径＝r"は大きく，"管の長さ＝l"は小さい方がよい．つまり，管は太くて短い方がよいんだ．大事なのは，**管の中に一気にたくさんの流体を流し込みたいときは，太くて短い管がよいっていうことなんだ！**

看護師 ：カニューレは太く短く！ ってことですね！

Dr. 小倉 ：呪文のように．"太く，短く！" "太く，短く！"

研・看 ：太く，短く！ 太く，短く！

Dr. 小倉 ：うむ，よろしい（笑）．

研修医 ：それじゃ，送血カニューレも同じですか？

Dr. 小倉 ：そうだね！ 基本的には太くて短いカニューレの方が，よく血液は流れていくよね．理論的には．

看護師 ：理論的？ には？ そうじゃないときもあるってことですか？

Dr. 小倉 ：そうなんだよ．それじゃ，カニューレ選択の実際をやってみようか？

POINT

・脱血カニューレは，太く！短く！

2 カニューレ選択の実際：個人の体格に合わせてオーダーメイド！

Dr. 小倉： いま，カニューレは太くて短いモノを選ぼうってお話をしたけど，実際，ECMOでは，どこから脱血することが多いんだっけ？

研修医： **中心静脈**から脱血することが多いって勉強しました！

Dr. 小倉： じゃあ，脱血カニューレはどこから挿入しているの？

研修医： **大腿静脈**です．

Dr. 小倉： ということは，**大腿静脈から中心静脈の脱血部位までの長さよりもカニューレの長さを短くすることはできないんだ**．具体的には，40 ～ 50 cmの長さが必然的に必要になる．もう1つの方法では，**内頸静脈**からカニューレを挿入して**右房**から脱血をする場合もあるね（リサーキュレーションのリスクは高まるけれど…）．その場合は，**内頸静脈挿入部から右房までの距離**が必然的にカニューレの長さとして必要になるよね．具体的には**約20 ～ 30 cm**だ．

研修医： そう考えると，**太さにも限界がありますよね**．

Dr. 小倉： **血管径**という限界だね．挿入しようとしている血管の太さ以上のカニューレを入れることはできないからね．頑張って入れようとしたら，血管を破いちゃうかもしれないから，危険だね．当然人間には体格差があるから，体が小さい人は，カニューレ挿入部から脱血部までの距離は短くなるし，挿入される血管は細くなる．**カニューレは，患者さんの体格に合わせて選ぶために，または，どこからカニューレを入れるかによって挿入部から脱血部までの距離が変わるから，たくさんのサイズが揃えてあるんだね**．

看護師： なんか，わかった気がする．サイズがいろいろあるのは，患者さんの体格がいろいろだからなんですね！ なんか，許せる気がします（笑）．

Dr. 小倉： 許せる？

看護師： えー．だって，サイズも長さもさまざまで，なんだかいつも使っているカニューレが違うから，先生が何を考えてカニューレを決めているか？ 全然わからなかったんですけど，患者さんを見て決めてるっていうことだと，オーダーメイドな感じがして，ちょっとECMOが

複雑でも許せるなって．

Dr.小倉 ： 嬉しいな，その言葉は．実は，そう言われてみると，ECMOはオーダーメイドな治療かもしれない．次で話すガス交換の話（人工肺の選択）もそうだけど，患者さんの体格に合わせて使う機材を選ぶECMOは，患者さんを目の前にして，よぉく診察して考えないと，決してよい管理はできない．

研修医 ： 患者さん一人ひとりのため．うん．なんか，頑張っていろいろと勉強したくなりますね！

Dr.小倉 ： そうだ！ その調子だ．頑張ろう！

研・看 ： おー！

POINT

・カニューレ選択は，患者の体格に合わせてカスタマイズ

3 シンプルだから難しいガス交換（水蒸気も計算してね！）

1 「分圧」のおさらい

Dr. 青景：ここでは，ガス交換の生理学を勉強していきましょう．その前に基本的な理科の復習です．まず，空気はどのような気体が混合してできているのでしょうか？

研修医：はい．窒素 78 ％，酸素が 21 ％．水蒸気が 1 〜 2 ％ぐらいです．

Dr. 青景：よくできました．二酸化炭素（CO_2）は実際の空気にはほとんど含まれておらず 0.03 ％ぐらいです．次に「分圧」について説明します．「分圧」とは個々の気体分子それぞれの圧力であり，これは混合気体の分子数に比例することがわかっています．そして個々の気体分子の分圧を足したものが気圧になります．大気中の酸素の分圧は，大気圧 760 mmHg と酸素の割合 21 ％から求められ，$760 \times 0.21 = 160$ mmHg となります．

研修医：高校の理科でやったけど，だいぶ忘れちゃってる…．

Dr. 青景：ここは復習のつもりで流してくれれば大丈夫です．血液ガス分析のなかの PO_2 とか PCO_2 というのは，血液に溶け込んでいる酸素と CO_2 の分圧になります．ただ，気体とは異なり，血液の中に含まれる酸素・CO_2 の量（分子数）は分圧に比例するわけではなく，少し複雑です．

研修医：うーん．なかなかついていくのが難しくなってきた．

2 血液中の酸素含有量を計算してみよう

Dr. 青景：わかりにくいですよね．それではクイズを出します．PO_2 140 mmHg

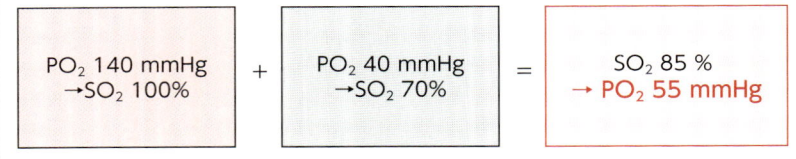

問題

同量の血液酸素分圧（PO$_2$）140 mmHg の血液と PO$_2$ 40 mmHg の血液を混ぜると，PO$_2$ は何 mmHg になるでしょうか？

| PO$_2$ 140 mmHg | + | PO$_2$ 40 mmHg | = | ? mmHg |

解答

酸素の含有量は血液酸素飽和度（SO$_2$）に比例するため，SO$_2$ に変更しましょう．

| PO$_2$ 140 mmHg →SO$_2$ 100% | + | PO$_2$ 40 mmHg →SO$_2$ 70% | = | SO$_2$ 85 % → PO$_2$ 55 mmHg |

SO$_2$ 85% となり，この場合の PO$_2$ はおよそ 55 mmHg です．
よって答えは PO$_2$ 55 mmHg です．

図7　血液中の酸素量について

の血液1Lと PO$_2$ 40 mmHg の血液1Lを混ぜると，PO$_2$ はいくらの血液ができるでしょうか？（図7参照）

研修医 ： なにか引っかけ問題の気がするなあ．140 mmHg と 40 mmHg の平均の 90 mmHg ではないのですか？

Dr.青景 ： 不正解．90 mmHg ではないです．答えは 55 mmHg 程度です．なぜなら，**血液中の酸素のほとんどは，ヘモグロビンに結合している**からです．つまり，血液中の酸素含有量を求めるには，血液酸素飽和度（SO$_2$）を考える必要があります．なお，PO$_2$ 140 mmHg の血液は SO$_2$ 100％で，PO$_2$ 40 mmHg の血液は SO$_2$ 70％ぐらいです．よってそれぞれの血液を同量で混ぜ合わせた血液は SO$_2$ 85％であり，これは PO$_2$ 55 mmHg に相当します（図7）．1 dL の血中の酸素含有量を示す式は**式1**で表されます．

式1 　酸素含有量 CxO_2 （mL/dL）$= SO_2 \times Hb$ （g/dL）$\times 1.36^*$（mL/g）$+ 0.003 \times PO_2$

　*1.36というのはSO_2 100％のとき，ヘモグロビン1gに含まれる酸素量を示す係数．実際には$1.34 \sim 1.39$の間で変動し，一定の値をとらないが本書では1.36に定めて計算している．
　Hb：血中ヘモグロビン値

前述の通り（Part1-3），実際には，「$0.003 \times PO_2$」は「$SO_2 \times Hb \times 1.36$」と比較して十分に小さいため，無視できます．

研修医 ：つまり，**酸素含有量は，酸素分圧ではなく，主に酸素飽和度に比例する**のですね．

3　ECMOによる酸素付加量

Dr.青景：そうです．そして，人工肺から血液にどのくらいの酸素が加えられているか（**酸素付加量：O_2 supply**），についてですが，それは**送血側の酸素含有量と脱血側の酸素含有量の差と血液流量の積**で表されます．よって，酸素付加量は下記の**式2**で表されます（ここでは，酸素含有量の単位がmL/dLではなくmL/Lになっていることに注意してください）．

式2 　O_2 supply ［mL/min］$=$（送血側酸素含有量 ［mL/dL］$\underline{\times 10}$ $-$脱血側酸素含有量 ［mL/dL］$\underline{\times 10}$）$\times$血液流量 ［L/min］
（下線"$\times 10$"は酸素含有量の単位をmL/dL→mL/Lにするための係数）
$=$（$S_{送血側}O_2 - S_{脱血側}O_2$）$\times Hb$ ［g/dL］$\times 1.36 \times 10 \times$血液流量 ［L/min］

そして，人工肺の出口の血液の酸素飽和度は通常100％になりますので，$S_{送血側}O_2 = 1$とすることができます．

式3 　$=$（$1 - S_{脱血側}O_2$）$\times Hb$ ［g/dL］$\times 1.36 \times 10 \times$血液流量 ［L/min］

よって，**式3**が成り立ちます．

研修医 ： なるほど，それでは ECMO による酸素付加量を増やすためには，**血液流量を上げるか，Hb 値を上げることで対応できるのですね**．

Dr.青景 ： さすが！ するどいですね．ただ気をつけなければならないのは，V–V ECMO の時に過度に血液流量を上げすぎると脱血側のSO_2が上昇し，結局は酸素付加量が上がらない，という状況が生じることは知っておかなければなりません．この状態を「**リサーキュレーションの増加**」といい，詳しくは第2章の「神は細部に宿る（呼吸ECMO編）」で説明します．また，脱血管の位置が悪く，脱血された血液のSO_2が高い場合には，脱血管の位置を調整し，脱血側SO_2を低下させることで酸素付加量を上昇させることができます．このような現象は，V–V ECMO時に考慮しなければならない問題です．

4 人工肺の限界流量

研修医 ： そうなると，酸素付加量は，人工肺の種類には依存しないのでしょうか？

Dr.青景 ： とても重要なことに気づきましたね．私は先ほど誤魔化したことがあります．送血側の血液の酸素飽和度が通常100％になると言いましたが，これは必ず100％というわけではありません．実は人工肺の性能に依存します．つまり，**体格に比して膜面積の小さな人工肺を使用したり，人工肺の膜の劣化が進んでいる場合には，送血側の血液酸素飽和度は100％になりません**．人工肺には，あらかじめ**限界流量**が数値として表されています．限界流量というのは，ヘモグロビン値 12 g/dL，酸素飽和度75％の血液を酸素飽和度95％以上に上昇できる血液流量の限界値のことです．わかりにくいので例をあげますと，限界流量 6 L/min の人工肺というのは，ヘモグロビン値 12 g/dL かつ脱血側酸素飽和度 75％，血液流量 6 L/min のときに，送血側酸素飽和度は少なくとも95％以上になることが保証されているということです（血液流量が 6 L/min を超えると，送血側酸素飽和度が95％以下になる可能性があります）．つまり，限界流量 6 L/min の人工肺の保証される酸素付加量は，

| 式4 | $(0.95 - 0.75) \times 12 \,[\text{g/dL}] \times 1.36 \times 10 \times 6 \,[\text{L/min}] = \underline{196 \,\text{mL/min}}$ |

ということになります．この人工肺を使用した場合，酸素付加量196 mL/min以上必要な場合には，送血側の酸素飽和度が低下する可能性があります．

限界流量は，膜面積と膜の種類によって変わってきます．同じ種類の膜では，膜面積に比例します．そして，人工肺の膜に血栓が付着したり，膜自体が部分的に損傷した場合にも機能する膜の面積が低下するために，酸素付加量が低下します（この文章中の「膜の劣化」と言う表現は，膜の一部が，血栓の付着などの理由で機能しなくなった状態で，つまり有効な膜面積が低下していることを意味します）．

Part 2

ECMO管理のための基礎知識

研修医 ： なるほどですね．例えば体格の大きな成人に，小児用の人工肺を使用した場合には酸素付加量は不十分になるのですね．

Dr.青景： その通りです．送血側酸素飽和度が100％未満の場合は，異常な状態ですので，人工肺の結露の解除や人工肺交換などの介入が必要です．そして人工肺の膜の種類や膜面積のサイズ，膜の劣化の程度は酸素化だけではなく，CO_2の排出にも影響してきます．

5 　CO_2の排出

Dr.青景： それでは，次にCO_2の排出について勉強していきましょう．CO_2は血液中にどのような形で存在しているのでしょうか？

研修医 ： それはわかります．CO_2はヘモグロビンではなく，血液に直接溶け込んでいます．

Dr.青景： 半分正解ですね．正確には，**血液内にCO_2のまま溶解したもの，重炭酸イオン（$HCO_3{}^-$）に変化したもの，還元型ヘモグロビン（酸素に結合していないヘモグロビン）に結合するもの**，の3つの形で存在します．そして，CO_2と$HCO_3{}^-$は平衡状態を保っています（**式5**）．血液中には，$HCO_3{}^-$が緩衝物質として多く含まれており，それも含めてCO_2に換算すると血液1L中のCO_2量は400〜500 mLとなります．酸素が動脈血液1L中に約200 mLということを考えるとCO_2は酸素よりも多く血液に含まれていることになります．

A)

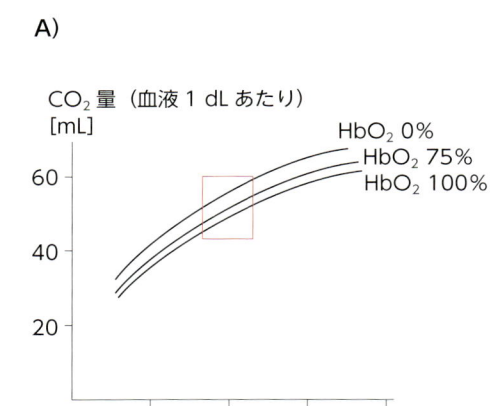

B)

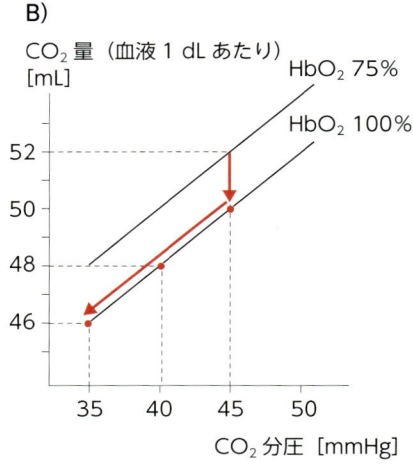

図8　CO_2解離曲線

式5　　　$CO_2 + H_2O \Leftrightarrow HCO_3^- + H^+$

Dr.青景：CO_2解離曲線（**図8**）を見ていただければわかるように，**簡易的に**は，血中に含まれるCO_2量は，CO_2分圧とヘモグロビンの酸素飽和度によって**概算**することができます．**概算**というのは，実際にはCO_2の分圧とHCO_3^-の平衡状態は，血中のpHによって変化する可能性があるためですが，ここではpH値は正常範囲ということで考えていきます．**図8**をみると静脈血（酸素飽和度75％）でPCO_2 45 mmHgの場合には，血液1 dLにCO_2が52 mL含まれているのに対して，動脈血（酸素飽和度100％）でPCO_2 35 mmHgの場合には，CO_2濃度は46 mL/dL含まれていることがわかります．

つまり，脱血側のPCO_2 45 mmHgとして，送血側のPCO_2 35 mmHgの場合（分圧の勾配が10 mmHg）に，ECMOの血液流量が3 L/minだとすると，CO_2の排出量は

式6　　　$3 \text{ L/min} \times （520 \text{ mL/L} - 460 \text{ mL/L}） = 180 \text{ mL/min}$

ということになります（血液量の単位がdLからLに変更になってい

るところに注意してください）．

研修医 ： 混乱してきたぞ．それでは，血液中のPCO_2が高値となった場合には，血液流量を上げたらいいのでしょうか？

Dr.青景 ： そうではないのですね．ここが酸素とCO_2の考え方の異なる点です．CO_2の場合には，拡散の速度に注目しなければなりません．結論からいうと，**十分な血液流量を出している場合には，血液流量を上げることよりもスウィープガス（人工肺に送られているガス）流量を上げる**，または十分にスウィープガス流量が高い場合には，**膜面積の大きな人工肺に交換する**必要があります．それは，**フィックの拡散の法則**で説明されます（**図9**）．これは，「**拡散の速度は，濃度勾配に比例する**」という法則です．血液と空気が接する表面積は，人工肺の膜の部分なので人工肺の膜面積になります．つまり，「**単位時間のCO_2の排出量は，血液相と気相の分圧の差と人工肺の膜面積との積に比例する**」ということが言えます．

式7

CO_2拡散の速度 $[cm/min] = k \times (P_{blood}CO_2 [mmHg] - P_{air}CO_2 [mmHg])$

↓

$\Delta CO_2 [mL/min] = k \times (P_{blood}CO_2 [mmHg] - P_{air}CO_2 [mmHg]) \times$ 膜面積 (cm^2)

※ただしΔCO_2：二酸化炭素の排出量，$P_{blood}CO_2$：血液相のCO_2分圧，$P_{air}CO_2$：気相のCO_2分圧のこと．

つまり，**十分な血液流量の場合には**，血液流量を増やしても$P_{blood}CO_2$が増加することはありません（ただし，血液流量が不十分の場合，送血側のCO_2分圧が低値となり，血液流量を増やし，送血側のCO_2分圧が上昇することで$P_{blood}CO_2$が上昇する場合があります）．スウィープガスを増加させることで，気相のCO_2分圧を下げ，CO_2の排出量を上昇させることができます（**図9C**）．また，人工肺の膜面積を増加させることで，CO_2の排出量を上昇させることができます（**図9A**）．また人工肺内の膜の結露や劣化は平衡係数kを低下させるため，CO_2の排出量は低下します．

研修医 ： なるほど，人工肺からの酸素付加量を上昇させるには，ECMOの血

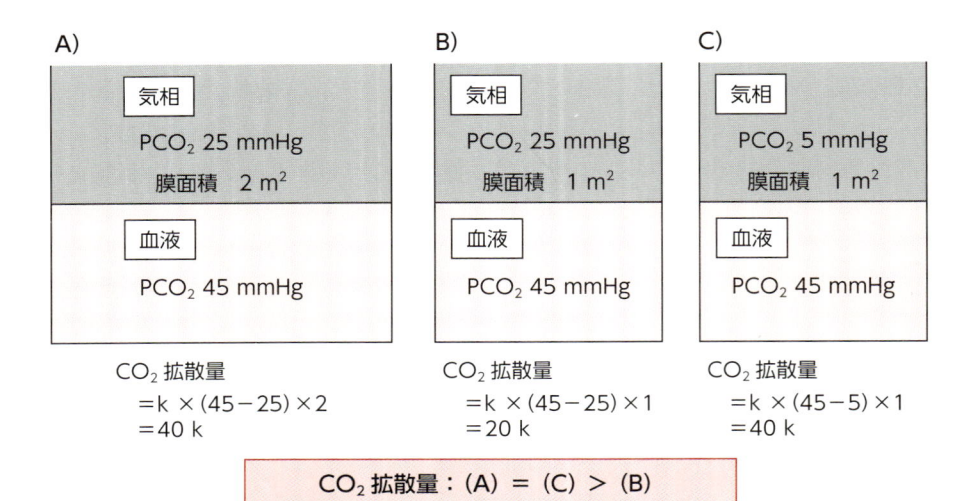

$$CO_2 拡散量：(A) = (C) > (B)$$

図9　フィックの拡散の法則

液流量を調整する，またはHb値を上昇させる．CO_2の排出量を上昇
させるには，スウィープガス流量を増やす，または膜面積の大きな
人工肺に交換することが必要ですね．送血側の酸素分圧や，CO_2の
排出量が経時的に低下している場合には，人工肺の膜の結露や劣化
の可能性がありますので，結露を解除するか，人工肺の交換が必要
になります．

Dr.青景：その通りです．

6　蒸発する水分量

Dr.青景：最後に水蒸気のお話です．実はECMOのガス交換は酸素とCO_2だけ
ではなくて，**水蒸気として水分も多く抜けていきます**．例えば，人
工肺の膜面積が2平方メートルの場合，膜を通して蒸発していくとし
ても，広さが2平方メートルの風呂に38℃のお湯が入っているのと
ほぼ同じことですから相当量の水分が蒸発します．

蒸発する水分量は，**スウィープガスの量によって変化します**．例え
ば，成人用の人工肺にスウィープガス5 L/minを流した場合，通常

空気の出口側の湿度はほぼ100％となります．また37℃において湿度100％の空気1 Lに含まれている水分量は0.044 mLです．1日のスウィープガスの量は$5 \times 60 \times 24 = 7,200$ Lですので，人工肺の出口側のスウィープガスに含まれる水分量は，$7,200$ L $\times 0.044$ mL $= 317$ mLとなります．

研修医 ：スウィープガス流量で水蒸気量が変わってくるのですね．それでは，スウィープガス10 Lであれば，その倍の634 mLということになるのですね？

Dr.青景 ：理想値はそのようになりますが，膜や気相における水蒸気の拡散の速度によって，蒸発する水分量は異なります．必ずしも理想値通りにはならないと思いますが，スウィープガスが増えると水蒸気として抜けていく水分量も増えていくことは重要なことです．

POINT

- 血液中の酸素含有量は，血液酸素飽和度に比例する
- 人工肺からの酸素付加量を上昇させるためには，血液流量を調整するか，Hb値を上昇させる（ただし，血液流量を増加させる場合にはリサーキュレーションの増加に注意する）
- CO_2の排出量を上昇させるためには，スウィープガス流量を増やすか膜面積の大きな人工肺に交換する
- 蒸発する水分量はスウィープガス流量に応じて変化する

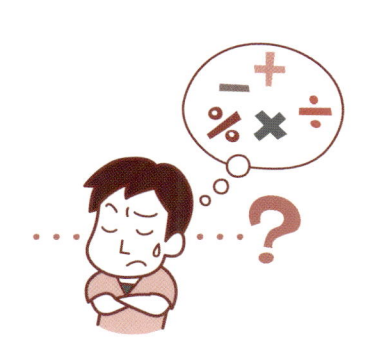

4 回路内圧：引くは100まで，送るは400まで

Dr.小倉：さて，最後に送血だ．と，言っても，抜いた血は…戻すだけ（笑）．

看護師：戻すだけって（苦笑）．いろいろあるじゃないですかー．首から戻すとか，大腿静脈に戻すとか，大腿動脈に戻すとか!!

Dr.小倉：その通り！ どんなカニューレを使うか？ は，脱血のときの考え方と一緒．なんだっけ？ あの呪文は？

研・看：太く！ 短く！ 太く！ 短く！

Dr.小倉：そうだ．その通りだ．戻す方は細ければ細いほどいいんじゃない？ って言う先生もいるんだけど，それは間違いだ．

研修医：どういうことですか？ 細いほどよい！ っていう人の理論がわかりません．

Dr.小倉：うんとね，血液を戻す送血側は，結局ポンプの力を使って血液を送り込むことができるから，ちょっと細いカニューレを使ってても，臨床的に問題にならないって考えている人が多いんだ．特に大腿動脈にカニューレを挿入して動脈側に血液を戻す心臓ECMOのときは，"カニューレを入れるときに大腿動脈を損傷しそうだから，なるべく細いカニューレを"と考える人もいる．確かにその通りかもしれないんだけど，あまりにも細すぎると，どうなるかな？

研修医：例の，なんとかの式で考えると…．

Dr.小倉：ハーゲン・ポアゼイユの法則ね（笑）．

$$V = \frac{\pi (P_A - P_B)}{8 \eta l} \cdot r^4 \cdot t$$

研修医：上の式のrが小さくなるんだから，それを補おうとすると，lが小さくなるか？ $(P_A - P_B)$が大きくなるか？ しかないですね!?

Dr.小倉：もうちょっと具体的に話すと，長さ（l）が決まっていて，より小さい半径（r）のカニューレを使うとして，同じ流量（V）を出そうと

思うと，どうだろ…？ この場合，$(P_A - P_B)$ が大きくなるしかないよね？ この $(P_A - P_B)$ は，カニューレの入り口の圧力 (P_A) とカニューレの出口の圧力 (P_B) の差を表しているので，$(P_A - P_B)$ を大きくしようと思うと，カニューレの入り口の圧力 (P_A) を大きくすることになる．つまり，**ポンプの力をメチャクチャに使って，送血カニューレにメチャクチャに圧力をかけて，血を送り込むことになる**んだよね．

研修医 ： でも高い圧力って言ったって，所詮はポンプの回転数を上げてゆくだけですし，血液を送り出す（押し込む）パワーは無限に供給できる気がします．何も問題ない気がしますけど…．

看護師 ： えー．でもなんだか，危なそうですね．爆発しそう…．

Dr. 小倉 ： 実は相当に危ないんだ．当然，回路が爆発したりすることもそうなんだけど，真っ先に，"何に対して危ないか？"というと，**実は血液（血球）に対して危ない**．血球に圧力がかかりすぎると，血球が壊れてしまう．具体的には，**400 mmHg 以上の陽圧**（血球を潰す力）は危険と言われているんだ．ちなみに，脱血のときに血球にかかる陰圧（血球を引き寄せる力）の下限は**− 100 mmHg**と言われている．− 100 mmHg を下回ると，血球が壊れる．血球を壊しながら走らせる ECMO って，優しくない．ECMO では，このような回路内の圧を管理しなければならないから，回路内には圧力計が必要なんだね．圧力管理に大事だから，しっかり声に出して覚えよう！

Dr. 小倉 ： **引くは 100 まで，送るは 400 まで**．はい，どうぞ．

研・看 ： 引くは 100 まで，送るは 400 まで．

Dr. 小倉 ： うむ．よろしい（笑）．

研修医 ： しかし，先生．先生はさっきの話では，"長さ (l) が決まっていて，より小さい半径 (r) のカニューレを使うとして，同じ V を出そうと思うと？"って質問をしてましたけど，カニューレの半径がサイズダウンしても，カニューレの長さを短くすれば，同じ流量 (V) が確保できそうですよね？

Dr. 小倉 ： その通り！ カニューレが細くなっても，カニューレの長さが短くなれば，同じパワーで流量 (V) が確保できそうだよね！ でも…例えば皮膚から血管までの距離って，どのくらいあるだろ？ 1 cm の人も

いれば，3 cm くらいある人もいる．斜めにアクセスすると，直線距離よりももっと長くなるよね？5 cm くらいだと考えておこうか．さらに，簡単に血管からカニューレが抜けることがないように，血管侵入部から5〜10 cm ほど奥にカニューレを入れ込むことを考えると，カニューレの長さは最短でも15 cm ほどが必要となる．

理論的には5 cm 長のカニューレであれば直径が細くても十分な流量が確保できそうなんだけど，経皮的に血管にカニューレを入れて固定するという臨床的な現実を考えれば，そのように極端に短いカニューレは，いろいろと不都合．つまり，臨床に即したECMOシステムを考えると，カニューレの太さにも長さにも，それぞれ制限があるんだよね．そのなかでベストなものをわれわれは選んでいかなければならないんだ．

研修医 ： なるほどー．

Dr. 小倉 ： 送血カニューレは，一般的には脱血カニューレほどの長さが必要になるケースは少ないので，送血カニューレは脱血カニューレに比べて細くて短いもので済む．けれども，それにも限界があることをよく理解しておいてほしいな．

研・看 ： はぁーい!!

POINT

・脱血は−100 mmHgを下限に！ 送血は400 mmHgを上限に！

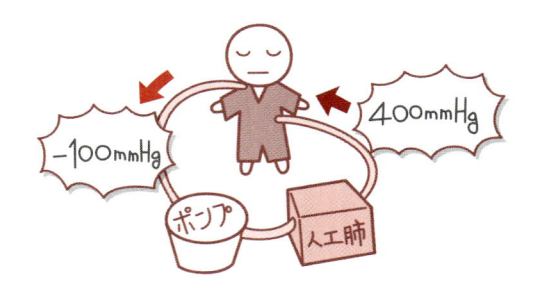

5 回路モニタリング：過度な圧力をモニターし，有害事象の発生を監視

1 ECMOの「体調」を診る指標は？

Dr. 小倉：さて，ここまでECMOの①脱血，②ガス交換，③送血をみてきたけど，この一連のECMOのシステムは1つのループ上の回路になっている．脱血カニューレにポンプが繋がれていて，ポンプの先に送血カニューレが繋がれている．人工肺は，ポンプと送血カニューレの間に組み込まれているのが一般的だね（図10）．

看護師：いろいろ勉強して，このループの存在が少し近しいものになってきました．なんか…かわいい（笑）．

Dr. 小倉：んじゃ，この可愛いECMOちゃんが，具合がよさそうとか？ 具合が悪そうとか？ って，どうやって感じとってあげたらいい？ 赤ちゃんを育ててるときなんかは，"食欲がない"とか，"ぐったりしている"とか，"おしっこが濃くて少ない"とか，"熱がある"とか…，そういった赤ちゃんの"サイン"を指標にして赤ちゃんの具合を推し量ってるよね？ では，ECMOの場合はどうかな？ 何を指標にこのECMOちゃんの具合をみていけばいいんだろ？

研修医：指標ですか…．うーん．これまでに勉強したなかで"こうなったらマズイな"ってことを復習してみればいいんですかね．

Dr. 小倉：賢い!! では，今まで出てきた呪文をおさらいしてみよう（笑）．

研修医：よっしゃ！
- ・傷んだ臓器は休ませる
- ・カニューレは太く短く
- ・酸素運搬量は血液流量，二酸化炭素排出量はスウィープガスで調節
- ・引くは100まで，送るは400まで

…こんなところでしたか!?

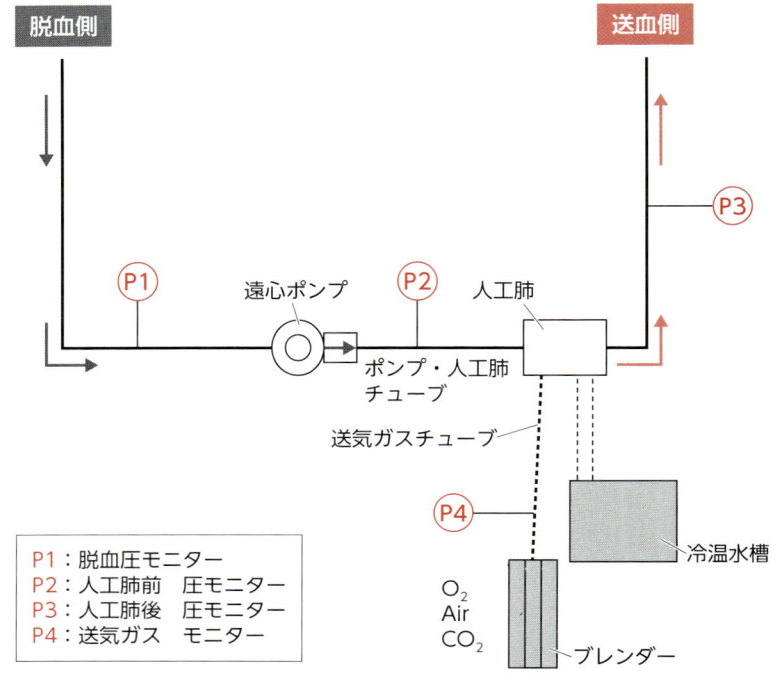

P1：脱血圧モニター
P2：人工肺前　圧モニター
P3：人工肺後　圧モニター
P4：送気ガス　モニター

図 10　ECMO の回路と各種モニター

Dr. 小倉： うむ．よろしい．それじゃ，ECMO ちゃんの体調を推し量るのに，ど
　　　　　れか使えそうなものはあるかな？

看護師　： うーん．"引くは 100 まで，送るは 400 まで"でしょうか？

2　回路内の圧力の測定ポイント

Dr. 小倉： その通り！　**回路内の圧力をモニターすることで，いろいろなことが
　　　　　わかるんだ．**例えば，脱血側（ポンプの手前）の圧力を計測してい
　　　　　れば，血液がどのくらいの力を受けながら ECMO 回路内に引っ張っ
　　　　　てこられているか？ がわかるし，送血側（ポンプの後）の圧力を計
　　　　　測していれば，血液がどれくらいの力を受けて送り込まれているか？
　　　　　がわかる．さらに，人工肺の前と後で圧力を計測しておけば，人工

表2　回路内圧の変化

回路内圧の変化	トラブル部位	トラブルの原因
肺前圧↑　肺後圧↓ （人工肺前後の圧較差↑）	人工肺	・人工肺内に血栓形成 ・回路内の血栓が人工肺に塞栓
肺前圧↑　肺後圧↑	送血カニューレ 送血回路	・送血カニューレ内の血栓 ・送血回路のねじれ・クランプ
脱血圧↓	脱血カニューレ 脱血回路	・脱血カニューレ内の血栓 ・脱血カニューレの位置不良 ・脱血カニューレ先端が壁にあたっている ・脱水・出血 ・脱血回路のねじれ・クランプ
脱血圧↑　肺前圧↓　肺後圧↓ （遠心ポンプから異音）	遠心ポンプ	・遠心ポンプの消耗 ・遠心ポンプ内の血栓形成

肺の中のトラブルも推測しやすくなる．具体的には，人工肺に血栓が詰まった場合は，人工肺の手前の圧力が上昇して，人工肺の後の圧力が低下する（**図10**）．さらに人工肺には，ガスの通り道もあるから，このガスの供給圧も測定しておけば，人工肺の膜がダメになって血液が漏れ出てきてガスの通り道を塞ぐような場合，ガスの供給圧は上昇して観察されるよね．

こうやって考えると，ECMO回路内のモニターとして圧力を計測する場合，**ポンプの手前と後，人工肺の手前と後，ガス供給圧**の5つが必要になる．実際には，人工肺の前とポンプの後は同じものを計測しているに等しいから，回路内の圧力を計測すべきポイントは，**図10**と**表2**に示した4カ所になるんだ．

看護師：へー，なるほど．たくさん測定ポイントがあるけど，それぞれ意味があるんですねぇ．なんか，観察＆記録しなければいけないものがいっぱいあってちょっと手間だけど，ECMOちゃんの調子をしっかりみていくためには，仕方ないことなんですね．赤ちゃんだって，育てるのは楽じゃないって言いますしね！　おんなじだぁ．

Dr. 小倉：僕の奥さんもよくやってるなぁって思う．ちょっと子どもが汗かいたら"あせもになっちゃう"からってちゃんと汗拭いてあげてるし，場合によっては着替えまでさせてる．ECMOも同じで，ちょっと人工肺から結露が滴っていたら"Wet Lungでガス交換能が落ちちゃう"って思うから，しっかりフラッシュしなきゃ，となるんだ．ちょっ

と手間かなぁ？ ここまで気にかけていちいちやらなきゃいけないなんて…？（笑）

看護師 ： いいえ．なんかこう，手間をかければかけるほど，患者さんにとって良い管理ができそうだから，本当に"可愛がる"って感じですね．大事にするってことと同じなんだと思います．

Dr. 小倉 ： ありがとう．"大事にする"…いい言葉だね！

3 リサーキュレーションと気泡のモニタリング

Dr. 小倉 ： 最後に，モニタリングしておくとよいものが2つあってさ，それは**脱血された血の酸素飽和度と気泡センサー**．脱血された血の酸素飽和度は静脈脱血＆静脈送血の呼吸ECMOのときに重要になるんだ．

研修医 ： リサーキュレーションってヤツの評価に使うんですね？

Dr. 小倉 ： That's Right!! 静脈脱血＆静脈送血の呼吸ECMOでは，酸素化されて返血された血液が，そのまま脱血されてしまう可能性がある．リサーキュレーションが発生している場合は，脱血の酸素飽和度が上昇して観察されるからね．それをモニタリングしておくんだ！

研修医 ： **気泡センサー**はよくわかります．回路内に気泡が入ってしまうと，その気泡が結局は血管内に送り込まれて**空気塞栓症**を発症してしまいますから，気泡が入ったときは緊急でECMOを停止しなくちゃいけないですもんね！

Dr. 小倉 ： そうだね．でも，昔のECMOは，その気泡センサーがECMOシステムに組み込まれていないんだ．昔から日本の救命センターに1台は置いてあるであろう古いPCPS（percutaneous cardio–pulmonary support）には，気泡センサーは搭載されていない．だから，気泡が混入したら，そばにいる誰かが，気泡が混入した"音"を聞いて，緊急でECMOを停止しなければならないんだ．

看護師 ： えー．何それ．その音に気がつかなかったら？

Dr. 小倉 ： おしまい…．

看護師 ： えー（汗）．驚愕です（涙）．

Dr.小倉 ： それが2010年までの日本だったのさ．実は，さっき話した脱血された血の酸素飽和度をモニターするシステムも，各ポイントの圧力モニターも，1つも搭載されていなかった．

研修医 ： 本当ですか？（汗）

Dr.小倉 ： 本当だよ．もちろんECMOの成績も悪かった．当たり前だよね，ECMOちゃんをそのまま放置しているのと同じなんだから．赤ちゃんだって，放っておいたら風邪もひくし怪我もするし，場合によっては死んじゃう…ECMOも同じなの．でも，その後数年で日本のECMOのマシーンも改良されてね，気泡センサーや脱血された血の酸素飽和度センサー，各ポイントの圧力センサーを搭載したECMOマシーンが販売されるようになってきた．やっと世界標準レベルに近づいた形だ．

研修医 ： よかったです．

Dr.小倉 ： よし．それじゃ，まとめよう．ECMOちゃんをしっかりみてあげるためには，4カ所の圧モニターと気泡センサー，それと脱血側の血液の酸素飽和度モニターが必要なんだね．絵に書くと図10のようになるから，よく見ておいてね！

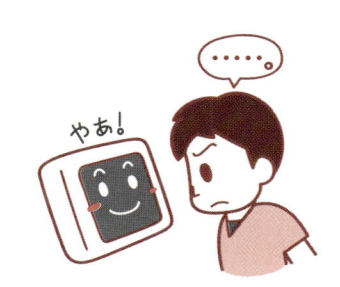

研・看 ： はーい！

POINT

- ポンプ前の圧力計で脱血圧を計測し，血球にかかる陰圧をモニター
- ポンプ後（人工肺の前）の圧力計で送血圧を計測し，人工肺における血液の通過しやすさをモニター
- 人工肺の後の圧力計で送血圧を計測し，血球にかかる陽圧をモニター
- 人工肺のガス供給路の圧力を計測し，人工肺の膜の劣化状況をモニター

6　ECMOのキードラッグ＝抗凝固薬：ヘパリンでAPTTを40〜60秒に！

Dr.小倉：今までは"ECMOっていうループ"の構成をみてきたんだけど，今度はいよいよこのループ回路に血液が通る現象を考えてみようと思うんだ．いいかな？

研・看：ごっくり…（固唾を飲んで）．

Dr.小倉：なーぁにい，そんな深刻そうな顔してさ．

看護師：だって，なんだか難しそうで（汗）．

Dr.小倉：大丈夫〜．ゆっくりやっていこう．さて．血液って，床に落ちるとどうなるかな？

看護師：固まります．

Dr.小倉：そう！　カチコチになる．なんでだろ？

研修医：血液は血管外に出て異物に触れると固まります．

Dr.小倉：そう！　"**異物**"に触れると固まるの！　ECMOの回路って，血液にとってどうだろ？

看護師：異物だわ．

Dr.小倉：そうなんだ，異物なんだよ．だから，血液がECMOの回路に触れると，即座に固まろうとする．血液が固まると**血栓**ができちゃうからね，血栓が回路内に詰まって血液流量が落ちたり，人工肺に詰まってその機能を落としたり，血球が血栓にぶつかって壊れたり，血栓が飛んで行って脳梗塞になったり….ECMOにとっては，血栓形成にいいことなんてひとつもないんだ．

研修医：ECMO回路内に血栓ができないようにするためには，どうしたらいいんですか？

Dr.小倉：うん．それはね，血液を固まりにくくするしかない．これを**抗凝固療法**っていうんだ．

看護師：抗凝固療法….

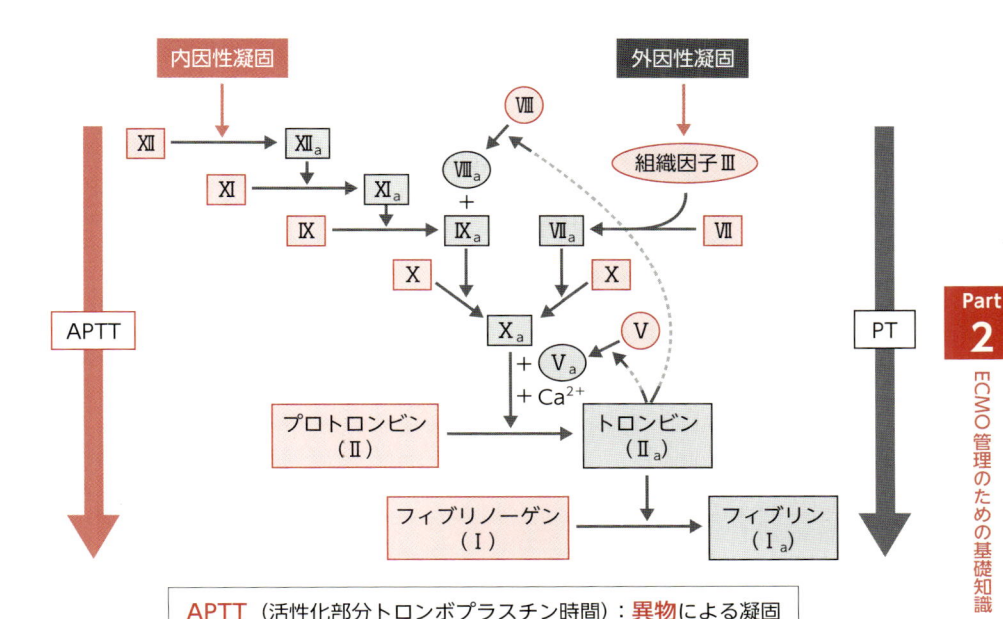

APTT（活性化部分トロンボプラスチン時間）：**異物**による凝固
PT（プロトロンビン時間）：**組織因子**による凝固

図11　血液凝固反応のカスケード

Dr.小倉 ： そう．血液の凝固反応をちょっと詳しくみていくと，血液が異物に
接触すると，**内因系の凝固反応が活性化**されて，第XII因子の活性化
から始まって最終的に**フィブリン血栓**が形成される（**図11，12**）．

Dr.小倉 ： でね，血液が固まるのにはもうひとつルートがあって，それは**血小
板を介するルート**なんだ．血小板がECMOの回路に触れて擦れると，
血小板が元気になって，そこに粘着する．粘着した血小板は仲間を
たくさん集めて，そこで血小板同士が結合して凝集する（一次止血）．
そうやって血小板による血栓ができるんだ（**図13**）．

研修医 ： 血液が固まるのには2つのルートがあるんですね．

Dr.小倉 ： そうなんだ．ECMOの回路の中で血栓ができる工程は，ざっくり分
けると**内因系の活性化からフィブリン血栓ができる工程**と，**血小板
の活性化により血小板血栓ができる工程**の2つがある．そしてさらに
ややこしいのは，この2つの工程が独立してそれぞれの血栓を形成し
ているんじゃなくて，**相互に1つの血栓を作っていく**ってところな

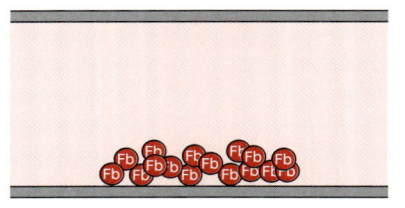

図12　異物の表面にフィブリン（Fb）血栓が形成される

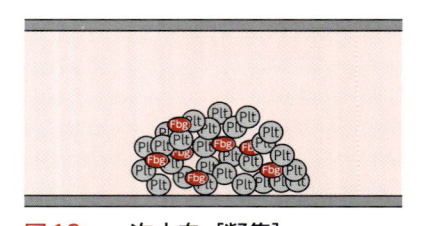

図13　一次止血［凝集］

Fbg：フィブリノーゲン
Plt：血小板

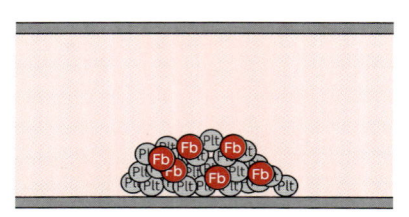

図14　二次止血［凝固］

んだ．

看護師 ： 相互に？

Dr.小倉 ： うん．例えば，**図13**の血小板による血の塊を考えてみても，細かい
ところを見ると血小板と血小板の間をフィブリノーゲンがとりもっ
ていることがわかる．この一次止血の後に，内因系の凝固カスケー
ドが活性化すると，そのフィブリノーゲンがフィブリンになって強
固な血栓を作るんだ（二次止血，**図14**）．

ECMO中の抗凝固療法

看護師 ： でも先生，ECMOの回路は，血液から見たら全部異物じゃないです
か．血液は放っておいたら全部固まってしまうと思うんですけど，ど
うしたらいいんですか？

Dr.小倉 ： 実に臨床的で，いい質問だね．最も理想的なのは，ECMOの回路が
患者さんの血管と同じ素材で作られ，血液が"それは異物である"と
認識しないような回路を作ることだよね．だけど，現時点ではその

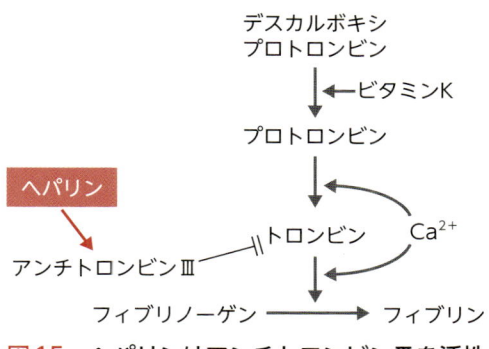

図15 ヘパリンはアンチトロンビンⅢを活性化し，トロンビンの作用を抑制する

技術はない．だから，血液が固まっていく工程を邪魔して，血液が固まらないようにしてあげれば何とかしのげる．

看護師　：なるほどー．

研修医　：それが抗凝固療法ってヤツですね!?

Dr.小倉：うん，そうそう．理論的には，①**フィブリン血栓ができないようにする**，ということと，②**血小板血栓ができないようにする**，の2つがあるね．①フィブリン血栓ができないようにする方法はいろいろあるけど，一般的なのは，**ヘパリン**という物質を使って，フィブリノーゲンがフィブリンになるのを邪魔してあげる方法だ．ヘパリンはアンチトロンビンⅢという物質と結合して働くことで，アンチトロンビンⅢのもつトロンビン抑制作用を発揮する．するとトロンビンが働かなくなるから，結果的にフィブリノーゲンがフィブリンになれなくて，血液が凝固するのを防ぐことができるんだ（図15）．

研修医　：おー，なるほど．それじゃ"②血小板血栓ができないようにする"ためにはどうするんですか？

Dr.小倉：理論的には，抗血小板薬を使うことになる．抗血小板薬を使うと，血小板が集まってひと塊になるのを防ぐことができる．

看護師　：それじゃ，ECMO中はヘパリンと抗血小板薬の両方を投与するんですね!?

Dr.小倉：うーん．それが違うんだよね．実際に臨床的に問題になる血栓は，おそらくフィブリンでガチガチに固まって溶けようのなくなった血栓．

　　　　一方，血小板が集まっただけの血の塊は，フィブリン血栓に比べたらすぐに壊されてなくなっちゃうから，ECMOをやってるときはあまり問題にならないって考えられてる．実際にECMOを抗血小板薬を使って回してみたっていう研究はほとんどないんだ．

看護師 ： ふーん．変なの．両方やれば血栓ができにくくなると思うけどなぁ．

Dr. 小倉 ： 実際にはそうかもしれないね．でもね，**血栓ができにくいってことは，出血したときに血が止まらないってこと**．ECMOの最中に患者さんが胃潰瘍になって出血したとして，ヘパリンも抗血小板薬も両方使っていて全く血が固まらない状態だったらどう？

看護師 ： …．

研修医 ： やばいですねー．

Dr. 小倉 ： やばいんだよ（笑）．

看護師 ： …はい．

Dr. 小倉 ： 通常のECMOは，ヘパリンによる抗凝固療法だけを行って稼働されている．だから血小板はECMO回路のどこかで擦れて活性化されて集まって…といった感じで常に消費されている．血小板産生が消費に追いつかなくなってしまうと，輸血が必要になってしまう．血小板が足りないと，出血したときにまずいから．一方，実際はECMOは流量が大きいから（1分間に3〜4Lの血流），血小板が集まりにくい状況にはある．だから現時点では，**ヘパリンによる抗凝固療法だけで血栓の形成を防ぐ治療がスタンダード**で，**消費される血小板は補充される**のが通常なんだね．

看護師 ： バランスって大事ですね．

Dr. 小倉 ： ほんと．抗凝固療法だって，ただやればいいってもんじゃないし．

研修医 ： ヘパリンの投与量は，どうやって決めればいいんですか？

Dr. 小倉 ： ヘパリンは**APTT**（活性化部分トロンボプラスチン時間）という指標を見て，適宜，投与量を増減するんだ．具体的にはAPTTが**40〜60秒**になるようにヘパリンを持続的に投与していく．日本ではベッドサイドで簡単にできるACT（活性化凝固時間）っていう検査が一般的に用いられているけど，ヘパリンの血中濃度を正しく反映するのはAPTTの方なんだ[1]．APTTは検査室でしか検査できないっていうデメリットはあるけど，今はAPTTを見てヘパリンの投与量を決定

するのが世界標準だ.

看護師 ： ちょっと手間でも，患者さんのためですもんね！

Dr. 小倉： 出血性の合併症はECMOでは本当に多いから，この抗凝固療法はしっかりやらないとね！

研・看 ： はい!!

POINT

- ・ECMO中はヘパリンを使ってAPTTを40〜60秒にコントロールし，血栓の形成を防止する

Part2　ECMO管理のための基礎知識

7　溶血の回避

1　溶血が起こる原因

Dr.青景：基礎知識の最後の項目として，ここでは赤血球について勉強していきたいと思います．赤血球は酸素の運搬媒体であることは皆さんよく理解されていると思います．しかし，これまでにも何度か触れているように，下手なECMO管理をすると，赤血球が壊れてしまって，酸素がうまく運搬されない事態に陥ることがあります．

研修医：実際，あんまりまじめに考えたこともなかったです．ECMOをやってて，赤血球が壊れちゃったりするなんてところまで頭が回らない….

Dr.青景：その気持ちもわかります．やることはたくさんですもんね．でも，赤血球なしには人は生きられませんから，ここは頑張りましょう．

研・看：はい！

Dr.青景：赤血球が壊れることを**溶血**といいます．溶血が生じると，赤血球の内容物が血漿内に放出され，臓器に悪影響を及ぼします．例えば，放出された遊離ヘモグロビンは，腎臓の糸球体を障害して腎機能障害を引き起こします．また，ヘモグロビンは**DAMPs**の1つですから，遊離ヘモグロビンが身体中にまき散らされただけで，全身性に炎症が発生します（Part1-5参照）．

研修医：なるほど．それは大変だ．じゃあどういうときに溶血が生じるのですか？

Dr.青景：ECMOが原因で溶血が生じる場合は，**ポンプの問題か，脱血不良時の陰圧，またはカニューレが原因**となります．遠心ポンプ内に血栓が詰まったり，ポンプの軸がずれてしまうと溶血が生じます（**図16**）．血栓に血球がぶつかると，それだけで赤血球が破壊されてしまいま

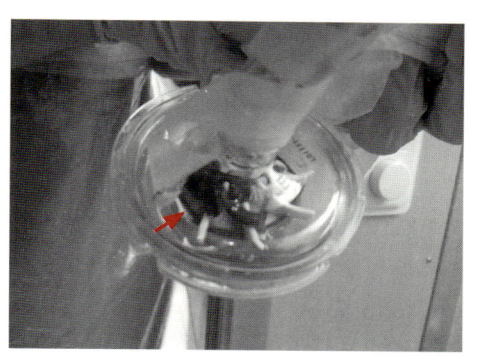

図16　ポンプ内の血栓
(カラーアトラス❹参照)

すし，ポンプの軸がずれていると，軸付近で熱を発して結果的に血球が破壊されたり，または軸がずれていることによりポンプ内で乱流が生じて血球破壊につながることもあります．

さらには，遠心ポンプ使用中に脱血不良が生じて，脱血回路に強い陰圧がかかると，血球が引き伸ばされて溶血が生じます．

最も厄介なのは，カニューレの問題です．**血液流量に見合わない小さな径のカニューレを使用している**と，過度の吸引や送血流速のため，カニューレ内または先端に強い乱流が生じてしまい，これが原因となって常に溶血が生じることになります．また，カニューレのサイズの選択が適切であっても，**カニューレ内に血栓が生じてしまったり，カニューレ先端が血管壁に接している状況**であると，同様に乱流が生じて血球破壊につながります．

2 溶血への対処方法

研修医 ：たくさん溶血の原因があるんですねー．それでは，溶血が生じた場合には，どのように対処すればよいのですか？

Dr.青景：溶血が生じた場合には，まず**ECMOの稼働状況を確認**しましょう．安定して送・脱血が行われているかどうか，脱血不良が間欠的に生じているようであればその原因を突き止めましょう．次に**回路内圧**

を確認します（Part2-5 回路モニタリングを参照）．脱血が過度な陰圧になっていないかどうか，送血が過度の陽圧になっていないかどうかを確認します．具体的には，**脱血はポンプ前で− 50 mmHg 以上**，**送血は人工肺後で 350 mmHg 以下が適切**です．脱血圧が− 100 mmHg 以下，または回路内圧が 400 mmHg 以上であれば，それは危険水域ですので，血液流量を減らすなどの調整が必要となります．

安定した血液流量が得られ，回路内圧も正常範囲内であるにもかかわらず，溶血が生じる場合には，**ポンプを確認**しましょう．遠心ポンプであれば，異音がしていないかどうか，熱が生じていないかどうか，軸がずれていたりポンプヘッドに血栓が捕捉されていないか，それぞれ確認をし，必要があれば回路交換をします．

回路交換を行っても溶血が持続する場合には，**カテーテル内血栓**を疑います．まずは心エコー・血管内エコーで，カニューレ先端に**血栓**が生じていないか，壁にあたって**乱流**が生じていないかどうかを確認します．カニューレ位置の微調整を行っても改善しない場合には，カニューレ交換が必要になることもあります．

研修医　：なかなか溶血の原因を突き止めることも難しいのですね．

Dr.青景：そうですね．ただ，溶血反応は，全身状態の改善には障害となります．原因を突き止めて対応する必要があります．

研修医　：溶血はどのようにして検知するのですか？

Dr.青景：溶血が生じると，LDH 値やトランスアミナーゼ（AST/ALT）の上昇を認め，遅れてビリルビン（間接ビリルビン優位）の上昇も認めます．また，尿量が維持されている場合にはヘモグロビン尿を認めます．最も信頼性のある検査は，**血漿遊離ヘモグロビン値の測定**です．**通常は 10 mg/dL 以下**です．多量の赤血球輸血や体内に血腫が存在する場合にも血漿遊離ヘモグロビン値は多少増加する場合がありますが，ECMO で生じる機械的な溶血の場合には **100 mg/dL 以上**まで上昇することがほとんどです．また，末梢血から破砕赤血球が検出される場合には，ECMO による機械的溶血を疑います．

研修医　：なるほど，ECMO 中にも血球に優しい管理が重要なのがよくわかりました．

Dr.青景：赤血球は酸素を送る媒体ですので ECMO ではとても重要な臓器です．そして，カニューレ内やカニューレ先端に血栓ができてしまうとそ

　の修復には多大な手間とリスクが伴いますので，適切な抗凝固の管理が重要となってきます．

Dr.青景：それでは，この項をまとめましょう．

POINT

- ・溶血の原因は，不安定な送脱血，回路内圧の過度な陰圧・陽圧（血液流量に比べてカニューレのサイズが小さすぎるため），遠心ポンプの軸ぶれや血栓，カニューレの先あたりや血栓
- ・溶血の検出には，LDH，AST，ALT，ビリルビンの上昇，ヘモグロビン尿で疑い，血漿遊離ヘモグロビン値と末梢血検査での破砕赤血球の検出で確定

Part
2
ECMO 管理のための基礎知識

Part2 の参考文献

1 ）「Extracorporeal Life Support: The ELSO Red Book 5th Edition」 (Brogan TV, et al, eds)，Extracorporeal Life Support, pp93–103, 2017

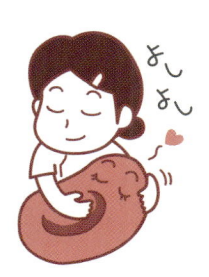

第2章
ECMOを使おう！

Dr. 小倉 ： さあ，ECMOのコンセプトと管理についての基礎知識は習得できたかな？

看護師 ： はい！

研修医 ： 数式とか出て来てびっくりしましたが，でも，わかりやすかったです．

Dr. 小倉 ： 今までは ECMO の理論を勉強してきたことになる．ここからは実践を学ぼう！ ECMO の理論をどうやって現場で使っていくのか？ 症例を通して学んでみよう！

研・看 ： はい！

はい！！

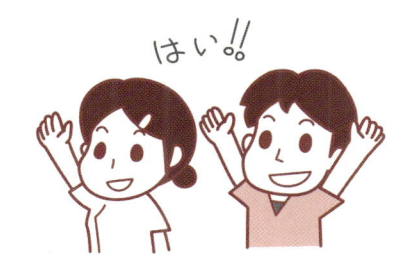

1　循環補助にはこう使う！

症例

＜現病歴＞

　77歳，男性．右外腸骨動脈の閉塞性動脈硬化症（ASO）に対し，バイパス手術施行を目的に入院．術前精査にて，心機能低下を指摘された（左室駆出率＝30％，diffuse hypokinesis）．虚血性心疾患および慢性心不全の診断で待機的に冠動脈造影検査（CAG）および経皮的血行再建術（PCI）の予定であったが，加療中に心室細動を発症した．即座に心肺蘇生法が施行され，数分の内に自己心拍は再開となった．緊急CAGを施行したところ，#1. 100％，#6-7. 75％，#11. 100％（all carcification）と三枝病変を認め，大動脈バルーンポンピング（IABP）を挿入のうえ，緊急冠動脈バイパス術（CABG on pomp beating；LITA-LAD, Ao-SVG-4PL）を施行，加えて左ASOに対して大腿動脈バイパス術を施行し，ICU入室となった．

　ICU入室時，IABP1：1サポート下に，ドパミン10 μg/kg/min，ドブタミン10 μg/kg/min，ノルアドレナリン0.45 μg/kg/min使用した状態で，血圧は90 mmHgを維持．心室性不整脈に対してアミオダロンを使用していたが，ICU第2病日に心室細動により心肺停止となった．除細動とアドレナリン投与にて一時は自己心拍再開した．再度緊急CABGを施行したが，バイパスグラフトの閉塞を認めず．しかし，アドレナリン投与なしには無脈性電気活動（PEA）に陥ってしまうため，心原性ショックに対してV-A ECMO導入となった．

血液ガス所見

（人工呼吸器設定　PC-SIMV，F_IO_2 60％，PEEP 10 cmH$_2$O，Pdrive 10 cmH$_2$O）

pH 7.22，PO_2 82 mmHg，PCO_2 33 mmHg，BE -12 mmol/L，Lactate 8.2 mmol/L

ECMO setting

脱血：25Fr 右内頸静脈経由右房脱血　Medtronic　Bio-Medicus®

送血：19Fr 左大腿動脈経由腹部大動脈送血　Medtronic　Bio-Medicus®
（IABP抜去）

ポンプ：Maquet　Centrifugal Pump ROTAFLOW®

人工肺：泉工医科学工業　シリコンコーティング多孔質ピロプロピレン膜　エク
セラン®

回転数 2,200 rpm，流量 3.0 L，スウィープガス 3 L

冷温水槽：37℃設定

V-A ECMO 装着後　バイタルサイン

意識レベル JCS 300（鎮静・鎮痛施行），血圧 65/40 mmHg，心拍数 126 bpm，
RR 12回/分（人工呼吸），SaO$_2$ 100 %，体温 36.5℃（膀胱温）

V-A ECMO 装着後　身体所見

呼吸音：両側で軽度湿性ラ音を聴取，心音：I →，II →，III ＋＋，IV －，心雑音
なし，腹部：平坦で軟，瞳孔：右 2.5 mm，左 2.5 mm，対光反射は両側で鈍磨
ECMO カニューレ挿入部から出血あり，ガーゼ圧迫中.
全身の皮膚は冷たく，蒼白である.

1　ECMO 患者＝重症患者という事実

Dr. 小倉：いよいよ実践の解説だ．もういちど復習だけど，ECMOってどんな
　　　　　装置だったっけ？

研修医：はい．**ECMO は所詮，生命維持装置**であります！

Dr. 小倉：うむ，よろしい．それじゃ，ECMOのコンセプトって何だっけ？

看護師：**自分の臓器を使わないで休ませてあげる**ってのがコンセプトでした．

研修医：加えて，**合併症の少ない優しいECMO** も，ECMO成功のキーポイン
　　　　　トだと勉強しました．

Dr. 小倉：大変けっこう！　それじゃ，その視点で症例に挙げた患者さんの経過
　　　　　を振り返ってみよう！　この患者さんにECMOが必要となった理由
　　　　　（ECMOの適応）はなんだったかな？

研修医：**心原性ショック**です．本例は，虚血性心疾患を基礎として極度の循
　　　　　環不全を呈した患者さんで，カテコラミンの大量投与にもかかわら

ず血行動態が保てなくなったがために，V-A ECMO の適応となりました．

Dr. 小倉：ふむ．さっき，ECMO は所詮，生命維持装置でしかないって確認をさせてもらったけど，どんな方法で**生命維持のプラン**を立てたんだろうね？

研修医：この患者さんは，心臓が動かなくて心拍出量が十分に保てないので，血液が身体から帰ってくる右房から，血液を身体に送り出す先の大動脈までの間をバイパスします．なので，経皮的に右房から脱血し，大腿動脈に送血するという現実的なシステムで，ECMO 回路を確立したのだと考えます．

Dr. 小倉：よし，そこまではいいぞ．そしたら，**管理プラン**を立てなきゃならないけど，どんなプランが思い浮かぶ？

研修医：…うーん．そうですね．こんな重症の患者さんを管理したことないので…．ちょっと時間をいただきたいのですが…．いろいろと調べないと…．

Dr. 小倉：うん．確かにこの患者さんは重症で難しい！ 何から手をつけてよいか？ わからなくなるよねー．だって，やることいっぱいあるもん．こんなときは，物事に優先順位をつけて，整理するんだ．

研修医：ECMO の管理も，心臓の管理も，呼吸の管理も，アシドーシスの管理も．どれも優先度が高い気がするんですが…どうやって優先度を判断するんですか？

Dr. 小倉：それじゃあ，ここで優先順位の考え方について解説するよ．

プチ解説
本気解説

重症患者管理の優先順位

　患者評価には，緊急度と重症度の 2 つの指標があります（**図 1**）．生命活動の継続が危ぶまれるような状況を，"緊急度が高い"と表現します．一方で，重症度は，生命活動の状況にかかわらず，その病気の進行の度合いを表します．例えば慢性心不全の診療の際，歩行状況や呼吸困難の程度により，患者を評価します．これは NYHA（New York Heart Association）分類というもので，NYHA 分類は慢性心不全の重症度分類を示すものです．また重症肺炎の場合，酸素化不良のため"緊急気管挿管"というのは，よくみかける光景です．酸素化不良は生命活動の危

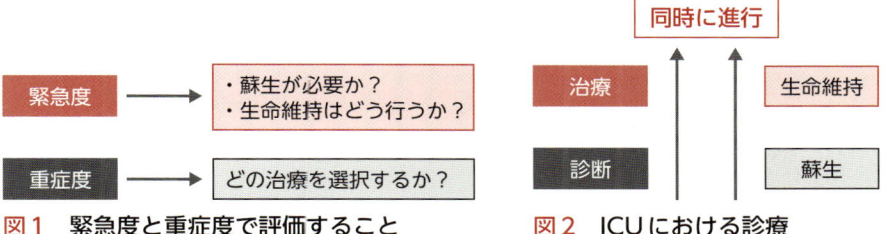

図1 緊急度と重症度で評価すること　　図2 ICUにおける診療

機的状況であり，蘇生的行為（この場合は気管挿管＆人工呼吸管理）が必要な状況というわけです．なお，重症度は患者の生命予後とよく相関するので，重症者ほど，生命活動の危機的状況となっている確率が高くなります．"重症の患者さんの緊急度が高い"ということはよくあります．

　緊急度は蘇生的行為の必要度を表現する一方で，疾患の重症度は，治療内容決定のための根拠になります．例えば市中肺炎の場合で考えると，重症と診断した場合は，エンピリックに抗菌薬を選択する際，細菌性肺炎だけではなくて非定型肺炎の可能性も考慮し，抗菌薬を選択します．一般的に，疾病治療は，重症度に応じてその内容が違ってくるのです．

　ICUには，重篤化して全身状態が悪く，何から手をつけたらよいかわからなくなってしまう患者さんばかりが入室します．ICUの診療で真っ先に考えるのが，診療の緊急度です．優先順位の二番目は，原疾患の診断と，それに対する治療．そして最後は，原疾患の重症化に伴って発生した合併症や既存症に対する重症度評価とそれに応じた治療選択となります．緊急性が高いとき…つまり，気道（A：airway），呼吸（B：breathing），循環（C：circulation），中枢神経障害（D：dysfunction of central nerves system），体温管理（E：environmental control）に異常があるとき，まずはそこから介入しなければなりません．このABCDEアプローチは"治療"ではありませんが，それらの異常に介入し安定化を得なければ，患者を失いかねません．

　診療の第一優先は，常に，緊急性の高いABCDEの異常に対する介入です．しかし前述のように，緊急度と重症度はよく相関します．したがってICUでは，緊急度評価とその対応（蘇生＆生命維持），および，重症度評価とその対応（診断と治療）は，ほぼ同時に行われます（図2）．そのため，現場は混乱するのです．ICUでは，"蘇生＆生命維持"と"診断＆治療"の二軸が同時に動いていることを常に意識し，診療を組み立てることが肝要です．

重症患者の診療では，緊急度判定と重症度判定を行い，緊急性の高い問題点から蘇生的介入をし，その後に重症度判定を基に根本治療を行う

2　本症例のマネージメント

1) 緊急度評価と蘇生

Dr. 小倉：さて．それじゃ，本症例はどのように診療していったらいいかな？

研修医　：えっと，まず，**緊急度を判断**します．

Dr. 小倉：うん！ じゃあ，やってみてー!?

症例（続）

77歳，男性．

Problem List

#1. 心原性ショック（V-A ECMO 装着）

#2. 乳酸アシドーシス

#3. 虚血性心疾患（post CABG）

#4. 心室細動

#5. 呼吸不全（人工呼吸器装着）（心原性肺水腫）

#6. 閉塞性動脈硬化症（ASO）バイパス術後

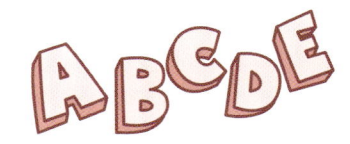

研修医　：緊急度は，**ABCDE をチェック**ですね！ すると，Airway は…気管挿管済みで，換気 OK ？

Dr. 小倉：うん．OK だ．

研修医　：Breathing は…換気も OK で，SaO_2 も 100 ％だから OK．Circulation は？ というと…．血圧 65 mmHg で，乳酸アシドーシスで，全身が冷たくて，蒼白で…やばいですね．**ショック**状態です．

Dr. 小倉 ： うん．Unstableだ．緊急性は高い！ どうする？

研修医 ： 即座に介入したいです．が，介入の方針は，ショックの原因が何かによります．

Dr. 小倉 ： そうだ！ ショックの鑑別診断をやろう！

研修医 ： はい！ ショックの分類をすると，①**循環血漿減少性**，②**心原性**，③**血液分布異常性**，④**閉塞性**の4つです．今は#1. 心原性ショックがベースにあるので，この患者さんは**心原性ショックが遷延**している可能性が高いです．

Dr. 小倉 ： V–A ECMOを装着したけどダメなんだね？

研修医 ： はい．だから，カテコラミンの流量を上げてはどうでしょうか？

Dr. 小倉 ： ブッブゥー!!! 大間違い！

研修医 ： えー!!!?

Dr. 小倉 ： ECMOのコンセプトってなんだっけ？

看護師 ： **自分の臓器を使わないで休ませてあげる**ってのが，ECMOのコンセプトでした．

Dr. 小倉 ： そうだったね．

研修医 ： それなら，**血液流量を上げて，サポートを増やします**！

Dr. 小倉 ： OK！ では，血液流量を上げよう．"ウィーン"…．"ブルブルブルブル!!!!"あれ？ ECMO回路が震えています！ ECMOのフローがとれません！ 脱血不良です！

研修医 ： えー!? どうしましょう!?

Dr. 小倉 ： 脱血異常は，カニューレに血管が張り付いて，血を吸引できていない状態と解釈する．すると，考えられる病態は2つ．①**カニューレの位置異常**，②**血液の不足による血管の虚脱**だね．カニューレの位置はちゃんと挿入時に確認してきているけど，体位変換とか移動とかでズレてないかな？ 確認しよう．それが大丈夫そうだったら，きっと血液不足だから，IVC径とか脱血圧とかを参考にしながら容量負荷（輸液・輸血）をしていくんだ．

研修医 ： それじゃ，X線をオーダーしてカニューレの位置を確認して…．先生，どうですか？

看護師 ： あ！ 先生！ **カニューレ挿入部の出血**があるようです!!!

Dr. 小倉：正解．よく気がついた！ 出血があれば，血液は不足していく．それを放置しちゃ，ダメ．心原性ショックに出血性ショックがオーバーラップして，病態が複雑になる．圧迫止血でコントロール可能ならそれでもよいし，血管外科にリカバーをお願いしてもよい．この症例でも，結果的に血管外科にリカバーをお願いして出血をコントロールしてもらった．止血して輸血したら，ECMOフローは4.0 L/minとれるようになって，血圧は85/55 mmHgになった．

本当は，出血をさせるようなカニューレの挿入の仕方はマズいんだけど，でも時にこういうこともある．ECMOでは，このようなトラブルも，**チームとしてしっかり対応できるようになっておくことが重要**なんだ．看護師さん，カニューレ挿入部の出血，よく気がついたね．そういった所見は，早くドクターに報告して対応してもらおう！

看護師：てへ．

研修医：まだ診療終わってないぞー．

Dr. 小倉：ECMOフローが4.0 L/minとれるようになって，circulationの異常の安定化は成功したよ．その後の血液ガス所見は下記の通りだ．

症例（続）

血液ガス所見②

（人工呼吸器設定　PC-SIMV，F_1O_2 60％，PEEP 10 cmH_2O，Pdrive 10 cmH_2O）

pH 7.29，PO_2 105 mmHg，PCO_2 35 mmHg，BE $-$ 7.5 mmol/L，Lactate 4.9 mmol/L

ECMO setting

回転数 2,550 rpm，流量 4.0 L，スウィープガス 3 L

研修医：乳酸アシドーシスも改善してきて，いい感じです！

Dr. 小倉：よし，続いて**中枢神経障害**（**D**：dysfunction of central nerves system）の評価と，**体温管理**（**E**：environmental control）の評価だ．

研修医：えっと，中枢神経の評価は難しいですが，現在は鎮静・鎮痛中で，対光反射は緩慢なものの，瞳孔径は散大なく左右差も認めず，開頭手

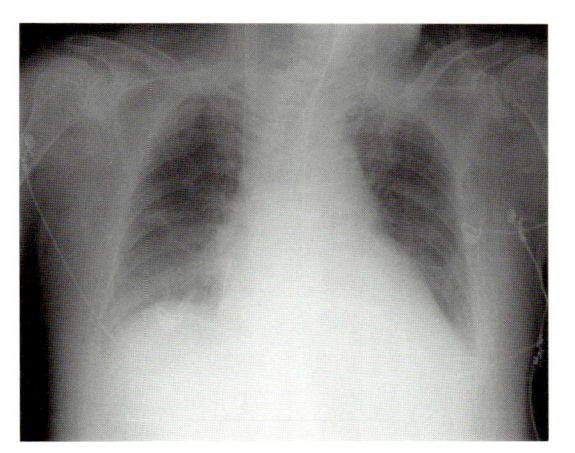

図3　V-A ECMO導入後の胸部X線写真

　　　　　術が必要となるような大きな中枢神経障害はないと判断できます．体
　　　　　温管理は…．

Dr.小倉：ECMOの冷温水槽で37℃設定ということなので，ECMOの回路の血
　　　　　液は37℃の一定温度で体の中に戻されるから，体温は必然的に37℃
　　　　　にコントロールされるよ！

研修医　：なるほど．それじゃ，体温管理に関しては，問題なしということで
　　　　　すね．これでABCDEの評価と介入が完了し，安定化したと思われま
　　　　　す！

Dr.小倉：うむ！　まとめると!?

研修医　：77歳，男性．虚血性心疾患に対して緊急CABG施行するも，心室細
　　　　　動とその後の心原性ショックにてV-A ECMO導入．途中，カニュー
　　　　　レ挿入部からの出血によりECMOの安定稼働に難渋したが，同部位
　　　　　の出血コントロールによりECMOの安定稼働に成功しました．

Dr.小倉：Great!!

看護師　：やるじゃん！

研修医　：てへ．

Dr.小倉：まだ，終わってないぞー（笑）．

2) 重症度評価と治療

Dr. 小倉：さて，お次は**重症度評価**．重症度評価って，何のためにやるんだっけ？

研修医：**病気に対する治療方法を選択するため**です．

Dr. 小倉：オッケー．では，この急性冠症候群を患った患者さんの重症度は？

研修医：言わずもがな，重症です．超がつく重症かもしれません．

Dr. 小倉：それじゃ，治療は？

研修医：…**治療…終わってますよね？** …血行再建．経皮的冠動脈形成術（PCI）をトライしたけど，結局三枝病変で緊急CABGを行った．その後に心肺停止になったけど，その後の冠動脈造影検査でもグラフトは開通していた．…虚血，解除できますよね？

Dr. 小倉：よくぞ申した！ その通りだ．やることはやってる．根本治療は完遂して，ICUに入ってきている．あっぱれじゃないか！

研修医：え？ じゃあ，どうするんですか？ これから．全然状態が悪くて，ECMOに乗っかってやっと命を繋いでる状態です．でも，僕らにはもうこれ以上の治療なんて…．

Dr. 小倉：Just wait．**"待つ"しかない**．

看護師：えー？ ただ，待つ？ 正気ですか？

Dr. 小倉：そうだ．根本治療に対しては，もう，もはや"待つ"以外にない．それは，"諦め"ではなくて，**"勝てる"という勝算のもとに "余計なことはしない" という決意を固める行為**．

研修医：…．

Dr. 小倉：だって，考えてごらん？ なんでこの心臓は動かなくなったの？ 冠動脈にプラークができて血栓が形成されて，心臓が虚血になった．血行再建により虚血は解除され，生き残れる心筋は生き残ったけど，易刺激性（催不整脈性）により心室細動が起こって，心筋は気絶した．アシドーシスも進行して，なおさら心筋が元気に動く環境から遠ざかった．乳酸アシドーシスのために，血管のトーヌス（収縮力）も低下して血圧が保てなくなった．そうやって陥った，成れの果てのPEAなんだ．

看護師：苦しいですね．

Dr. 小倉： うん．でも，今はV-A ECMOが装着されている．心原性に発生したショックを離脱できれば，乳酸アシドーシスは改善するだろうし，アシドーシスが改善すれば，気絶した心筋は目を覚まして元気に活動を始めるだろうと期待できる．ただ辛抱強く "待つ" 以外に，手はある？

研修医： もうちょっとカテコラミンで心臓を叩くってことは考えないんですか？例えばアドレナリンの持続静注を追加するとか．

Dr. 小倉： 何度でも言う．**ECMO管理のコンセプトは自分の臓器を休ませてあげること**．こんな気絶してボロボロになった心臓にまだムチを打つの？僕は嫌だな．心臓を休ませるか？カテコラミンで叩くか？どちらがよい管理か？ということを決定的にする研究成果の発表は皆無だけれど，易刺激性（催不整脈性）のある急性冠症候群の患者さんの心臓を相手に，カテコラミンをバンバン投与するって，どうなんだろう？致死的な不整脈を誘発して心臓を痛めつけることに陥りかねないんじゃ…？

研修医： なるほど．

Dr. 小倉： "勝てる" という勝算のもとに "余計なことはしない" という決意を固める．それが "Just wait" の根拠．**僕ならば，ECMOのサポートを可能なかぎり上げて，カテコラミンの投与量を減らしていくと思う**．特に，催不整脈性の強いドブタミンから下げていくね．

看護師： **徹底的に休ませるんですね．**

Dr. 小倉： あぁ．どうせやるなら，徹底的にやらなきゃ．昔はね，ECMOという機械が装着されると，それはほぼ死亡することを意味する…というくらいにECMO患者の治療成績は悪かった．カニューレ挿入部から血は出るし，血栓は脳や各臓器に飛んでいって梗塞巣を作るし，時には消化管から出血して，とんでもないことになっていた．そうして，"ECMOって危険なもの"，"ECMOって装着してはいけないもの" っていうイメージが根付いてしまった．だから，ECMOが装着されるような昏態に陥ったドクターは，"何としても早くECMOを離脱したい" と思うんだ．

研修医： だからこそ，合併症の少ない優しいECMOっていうのがキーポイントなんですね？

Dr. 小倉 ： 今はデバイスの進化と，管理者（医療者）の技術向上で，その合併症を随分コントロールできるようになって，ECMOの治療成績が好転した．僕たちは，その長い歴史の最前線にいるんだ．合併症の少ない高品質なECMO管理を提供できれば，何も焦ってECMOの離脱を考えなくていい．しっかりと心臓を休ませて，元気になったら，満を持して起こしてあげればいい．朝ですよって．

看護師 ： やっぱり，そう聞くと，ECMOは素敵な管理ですね．

Dr. 小倉 ： カテコラミンで叩く管理と，ECMOで休ませる管理．どちらがよいか？ それは今後の研究テーマだと思う．この素朴な疑問に，いつか，答えを出したいな．

看護師 ： 頑張ってくださいね．

Dr. 小倉 ： ほーい（笑）．

症例 (続)

ICU入室後経過

ECMO Day1 から，カテコラミンの流量を漸減．ECMO Day1 の体液バランスは＋3,000 mL．翌日 ECMO Day2 にドパミン，ドブタミンは投与終了としたが，血液流量は 4.5 L を保持できた．ノルアドレナリンは 0.3 μg/kg/min 使用した状態で，平均血圧は 65 mmHg であった．ECMO Day2 の体液バランスは＋2,000 mL であり，2日間の積算で＋10,000 mL（手術中の＋5,000 mL を含む），体重にして＋8.3 kg の増加であった．ECMO Day3 に左室駆出率 10〜20％で改善傾向であることを確認した．中心静脈径 21 mm で呼吸性変動なく，Stroke Volume Variation（SVV）が4％であったことを根拠に，除水を開始した．幸いにも自尿が確保できていたことから，除水はループ利尿薬にて行い，1日の除水ペースを 1,500 mL〜2,000 mL/day とした．

ECMO setting

回転数 2,780 rpm，流量 4.0 L，スウィープガス 2.5 L

ECMO Day5 では，総体液の積算バランスは＋4,700 mL であり，体重は＋5.4 kg であった．左室駆出率は 20〜30％と改善を認めたが，同日の体液バランスは−200 mL であり，平均血圧の低下（55〜60 mmHg）により除水ペースの減退が顕著となった．精査ののち，血圧の低下は単純な血管内容量の減少によるバイタルサインの変動現象であると考えられたが，血行動態改善＆心収縮補助を目的と

してIABPを左上腕の橈骨動脈から挿入したところ，平均血圧は75 mmHgとなり臓器血液流量増加に伴って尿量の増加を得た．

3) ICU管理

看護師 ：カテコラミン，本当に減量できるんですね．

Dr. 小倉：これはかなりうまくいっているケースだけど，うん，基本的に陽性変力作用のある（心臓の収縮力を上げる）薬は，減らせることが多いね．

研修医 ：うーん，でも先生．**ノルアドレナリンはあまり減らせていないですし，そもそもECMO導入後からどんどん輸液がかさんでいます**．これで，うまくいっているって言えるんですか？

Dr. 小倉：Good Question．心原性ショックの患者さんにこんなに輸液がかさむようなことになってしまっていて困惑するってことだよね？ 心不全だったら除水が基本治療でしょ？ って考えるのが普通だと思う．その感覚は，全くもって正しい．一見すると，患者さんによいことをしていないと思うかもしれない．でも，これはECMOが装着されることで発生する新たな病態のために辿らざるをえない経過で，これがもし輸液を制限された管理がなされたりすると，ECMOが稼働できなくなったり血圧が保てなくなったりしてしまい，いつまでたっても安定化にこぎつけられない．**輸液がかさむのは，ECMOの副作用（合併症）に対して正しく対応した結果だと言えるんだ**．

研修医 ："**ECMOが装着されることによって発生する新たな病態**"って，なんですか？

Dr. 小倉：新たな病態ってのはね，"**血液が異物に触れることで起こる免疫反応**"ってやつだ．

看護師 ：免疫反応？

Dr. 小倉：みんな考えてほしいんだけど，体の中に細菌が入ってきて敗血症ショックになったときって，どんな感じになる？

看護師 ：炎症がワーッと起こって，熱が出て，ぐったりします．

研修医 ：全身炎症の結果，末梢の血管が拡張してしまって，血液分布異常性ショックを呈します．

Dr. 小倉：そうだね．全身性炎症反応症候群（SIRS）って言葉は今では消えつつあるけど，病態を表現するにはけっこう使い勝手のいい言葉でさ，僕は好きで使うんだけど，今では敗血症の診断基準には含まれなくなっているね．

さて，敗血症性ショックってのは，身体の外から細菌っていう異物が入ってきて，その異物に対して免疫担当細胞（主に白血球）が炎症性サイトカインを放出してね，その炎症がどんどん燃え盛った結果，全身の血管の透過性が亢進して（血管が拡張してしまって），血液分布異常性ショックを呈するんだよね．

研修医：それがECMOの病態とどう繋がるんですか？

Dr. 小倉：大事なのは，"**異物に反応して**"ってところだ．敗血症では，炎症の原因となる異物は細菌だね．異物ってのは，常に，免疫担当細胞を怒らせる物質でさ，細菌だろうがウイルスだろうが，異物は炎症の元となる．そういう観点でECMOを考えたらどうだろう？

看護師：ECMOなんて，異物以外の何物でもないですね…．

Dr. 小倉：ECMOの稼働中は，回路の中を血液が1分間に数Lの量で巡っている．その間，血液はECMO回路という異物と触れ合い続けて通過してゆく．**血液は異物に触れると，固まるだけじゃなくて炎症も起こる**．だから，ECMOを導入すると全身性に炎症が起こる．

研修医：なるほど，それであたかも敗血症性ショックのときのように，最初の段階で輸液が必要になるし，"カテコラミンは減らす"といえども，ノルアドレナリンだけが残るんですね？

Dr. 小倉：するどいねー．実際のところ，炎症が蔓延して血管透過性が亢進すると血管内のボリュームが足りなくなってECMOの脱血は不良になるし，血圧は低下するし，本当にミゼラブルになる．ECMOが十分に稼働しないってことは，それは"**緊急性が高い**"って評価になるでしょ？ Circulationの異常だから．だから"**輸液**"っていう**蘇生的介入**をするの．重症度評価をしていくと実際は"心原性ショック（重症）"っていう診断になるし，その治療は"除水"．輸液は，本来の治療とは真逆．苦しいね．だけど，現場では，**治療よりも蘇生の方が優先順位が高くなる**．それをしっかりと頭の中で割り切って考えないと，右にも左にも行けなくて，その場所で立ち止まってどこにも行けなくなる．蘇生が必要なときには，蘇生をやる．"断固たる決

意"が必要なんです.

研修医 ： スラ○ダンクですね（笑）.

Dr. 小倉： バレた（笑）.

研・看 ： あはは（笑）.

Dr. 小倉： いずれにしてもECMOを装着すると，輸液が必要になることが多い．ただ，ある時期を越えると，輸液をしなくてもECMOが十分に稼働するようになる．僕はこれを"親和"って呼んでいるんだけど（経験的なことを口にしてごめんね），カラダがECMOに慣れるというか？受け入れるというか？…血管透過性の亢進がある程度落ち着いてきて，水が血管内に戻ってくる．このときが来たら，ECMOは十分に稼働して患者さんは安定化しているわけだから，"治療"である"除水"に舵を切っていいわけだ．

研修医 ： **蘇生が終了した，そのときを逃さずに治療に移るんですね.**

Dr. 小倉： だけど，血液はECMOという異物に接触し続ける．いくらカラダがそれを受け入れたからといって，その影響がゼロになるってことはない．その事実を，ノルアドレナリン0.3 μg/kg/minが物語っている．結局，カラダの中に炎症が残っていると，血管は開くし，血圧は上がらないし，臓器血流は不足しやすい．腎臓の気持ちになってみたら，輸入細動脈も輸出細動脈も開いちゃって糸球体内圧が上がらなくて，尿を作りにくい状況が続くかもしれない[1]．だから，過剰に臓器血流がある状態では尿が出ていたけれど，**除水が進んで臓器血流に余裕がなくなってくると，尿量が不十分になる.**

研修医 ： だから，そこでIABPのサポートを入れて，その補助圧で臓器血流を補って，尿量の増加を狙うんですね？

Dr. 小倉： その通り．こんな状況でもまだ，心臓は叩かない．頑張らせない．ノルアドレナリンの量を増やさず，徹底して休ませる．本当は，このECMO中のIABPの使用にも，患者さんのメリットになるっていう科学的根拠はないんだけどね（苦笑）.

看護師 ： え，でも**なんで血液流量を上げないんですか？**

Dr. 小倉： それはね，除水が進むと，きっと**血管内の容量に余裕がなくなる**でしょ．だから血液流量を上げて対応することは現実的な選択肢とならないケースが多い．もちろん，頑張って脱血量を増やしてもいい

けど，それで血球が壊れたり，逆に輸液をするようでは本末転倒．血液流量を上げるということだけに気が取られて，治療の大方針を見失ってはいけないよ．

看護師 ： よくわかりました．

症例（続）

経過

ECMO Day7 では除水が進み，総体液の積算バランスは＋ 2,700 mL，体重は＋ 2.9 kg であった．心臓超音波検査の再検にて左室駆出率 30 〜 40 ％と改善を認めた．IABP は 1 ： 1 で駆動させており，平均血圧は 70 〜 80 mmHg で経過した．このときのノルアドレナリンの投与量は，0.05 〜 0.15 μg/kg/min であり，ECMO 設定は，回転数 <u>2,250</u> rpm，流量 <u>2.8</u> L，スウィープガス 2.5 L であった．翌日，ノルアドレナリン増量（0.3 μg/kg/min ＆少量ドパミン（1.0 〜 2.0 μg/kg/min）を開始し，血液流量を 1.0 L/min へ落とし，ECMO 離脱テストを 1 時間施行．血圧は 137/54 mmHg（IABP 補助圧）であった．このときの血液ガス検査は，下記の通りであった．

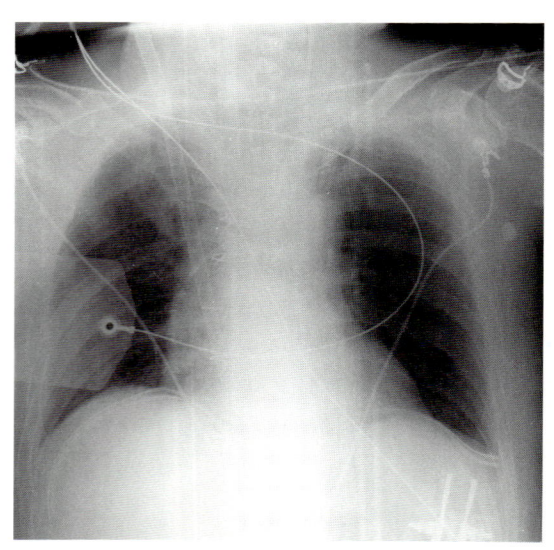

図4　V−A ECMO 離脱直前の胸部 X 線写真

血液ガス所見 人工呼吸器設定　PC-SIMV，F_IO_2 40 %，PEEP 10 cmH$_2$O，Pdrive 10 cmH$_2$O）

pH 7.43，PO$_2$ 108 mmHg，PCO$_2$ 37 mmHg，BE 2.0 mmol/L，Lactate 1.21 mmol/L

肺水腫は改善し，血液ガスも問題なく，同日にECMOを離脱した．その後ECMO fever *が見られたが，特に血行動態に変動はなし．その翌日にかけてさらに除水が進み，ノルアドレナリンはOff．ECMO離脱後3日目で人工呼吸器を離脱し，ICU退室となった．

＊ ECMO離脱後にみられる原因不明の発熱．感染症との鑑別が難しい．

4) ECMO 離脱

研修医 ：先生，**最後の最後でちょっと心臓を叩きましたね？**

Dr.小倉：うん．V-A ECMOの離脱では，最後にちょっと叩くことが多い．今まで勉強した通り，ECMOが装着されている間は，ずーっと炎症がくすぶり続ける．絶対に体内の余剰水分を除水しきることなんてできないし，心臓の負担を完全にとってあげることなんてできない．ECMOを離脱して，炎症が治まって，そして初めて除水をやりきることができる．逆に言うと，除水をしきる前に，心臓に負担のかかった状態でECMOを離脱せざるをえないのが世の常．だから**少量の強心薬を離脱のときに使うんだ**．

研修医 ：なるほどー．

Dr.小倉：ECMOはね，結局のところ，カラダから見れば異物．必要がなければ，早く外してあげた方がカラダのためなんだよ．

看護師 ：なんだか，ここまでECMOを勉強してきたのに，悲しい現実ですね．

Dr.小倉：…まぁね．

研修医 ：1つ質問．先生は**V-A ECMOの離脱テスト**って，どんな感じで考えているんですか？

Dr.小倉：V-A ECMOの離脱テストでは，ECMOのサポートを下げていっても，ちゃんと心臓が血行動態を保つことができるか？を診ることが重要．具体的には**血液流量を1.0～1.5 L/minに下げていって，血圧が保たれるか？ 乳酸値は上がらないか？**を確認する．時には，心臓

超音波で left ventricular outflow tract（LVOT VTI）などの計算を
し，左室の駆出が十分か？ を診ることもある．そうやって心臓の機
能をECMOのサポートを下げた状態で評価し，最終的に離脱可能か？
を判断するんだ．

研修医 ：先生が，ECMO離脱前に**胸部X線写真**や**血液ガス検査**をしたのはな
ぜですか？

Dr. 小倉 ：うん．それはね，ECMOには心臓のサポートだけではなくて，肺（ガ
ス交換）をサポートする機能も付属しているじゃない？ だから，
**ECMOのサポートを下げていっても，通常どおり呼吸管理ができる
か？** を評価しているんだ．もしも心原性肺水腫がひどくて，X線写
真で"肺は真っ白"っていうような状態でV–A ECMOを離脱してし
まったら，心臓は元気だったんだけど，呼吸が追いつかなくてひど
い目に遭いました…なんてことになってしまう．血液ガス検査では，
もちろん循環不全の指標の1つである乳酸値を見ているっていうのも
あるんだけど，同時に**呼吸の状態をみているんだ**．

研修医 ：今まで心臓ばっかりに注目してきましたけど，確かに呼吸状態にも
配慮が必要ですね！

Dr. 小倉 ：それと，もう1つ気をつけなければならないのが，**血液凝固の管理**．
離脱テストをやっているときって，血液流量を極端に少なくするじゃ
ない？ 1.0 L/minとか．このとき，ECMOの回路の中の血液が固ま
りやすくなってしまうんだ．だから，離脱テストをするときには，**必
ずAPTTがしっかりと延長しているか？（60秒程度）を確認しなく
ちゃいけないね**．

研修医 ：なるほど，なるほど．気をつけなくちゃいけませんね．もしも離脱
が難しそうなときは，また今までどおりのECMO管理が続行される
んですもんね．離脱テストの間に血栓ができたら大変だ．

看護師 ：しかし先生．無事に離脱できましたねー．

Dr. 小倉 ：うん．余計なことをしなくても，**急性冠症候群に対する"血行再建"**
と，**心不全に対する"除水"**っていう根本治療をやりきることで，す
べては落ち着くべきところに落ち着く．

看護師 ：治療をやり抜くために，ECMOが必要だったんですね？

Dr. 小倉：そうだね．合併症の少ない，優しいECMOが必要だったんだ．僕ら
ICUドクターは，ただ，それを提供したにすぎない．

研修医：でも，先生．なんだか，そう聞くとECMOが簡単に感じるし，ただ
"待つ"とか言われると，なんだか退屈な気さえします…．

Dr. 小倉：ねぇ？ 安全ってどういうことだと思う？ 5文字で答えて！

看護師：うーん…わかりません．

Dr. 小倉："なんもなし！"ってことだ．"安全"っていうのは，何の有害事象
も起こらず，平然と時が過ぎてゆくということを言う．"安全"って
つまらない．"安全"って退屈．"安全"って目立たない．その"安
全"を末永く継続してゆく先に，"安心"が待っている．

看護師：共感！"この人と一緒にいると落ち着く""この人といるとなんだか
眠くなる"．恋愛のひとシーンみたい！ わかるなー．

Dr. 小倉：いい例えだね．

研修医：えー．でもなんだか，僕は"患者さんのために！"って言って，もっ
とどんどん手を加えたくなってしまうんですが…．待つっていう
のはもどかしい気もするんですよね．

Dr. 小倉：でも，それでいいんだ．いいかい？ 患者さんは"生き物"．自分で病
気を治す能力をもっている．われわれはその**患者さんのもつ"回復
力"のサポート**をしているのさ．僕はね，いつだって患者さんのチ
カラを信じてる．

看護師：素敵ですね．"看護"っていうのにも，そういう側面があります．

Dr. 小倉：**患者さんのチカラを引きだす医療**っていうのも，医療のカタチとし
て存在してよい．ECMOはその典型だと思う．

看護師："あなたのチカラを信じてる"…患者さんにそう言ってみたくなりま
した．

Part
3
心臓ECMOで繋ぐ命

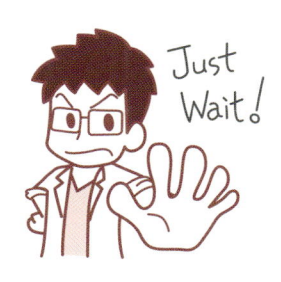

Just Wait!

- 緊急度の判断のため ABCDE を評価し，介入を行い，患者さんの安定化を図る
- 重症度に従って選択した治療を行う．ただし，あくまで臓器を休ませるコンセプトで優しい ECMO 管理を心がける
- 蘇生を優先すべきときには"輸液"を，安定化して治療が可能になれば"除水"を，というように優先順位を考えて対応する
- ECMO のサポートを下げても血行動態・呼吸が保たれることを確認したうえで，ECMO を離脱する．離脱時には少量の強心薬を使うことが多い

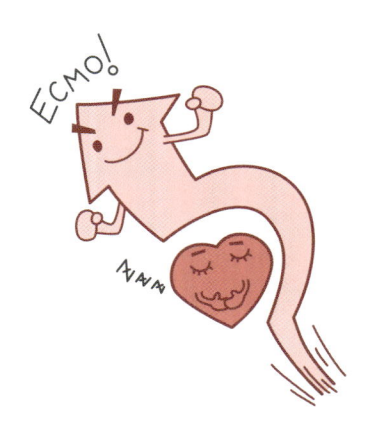

2　心臓ECMOのココに注目！

腹部大動脈への送血の問題とV-VA ECMO

　第1章で少しだけ解説した内容ですが，心臓ECMOでは，多くの場合，**送血は大腿動脈経由の腹部大動脈に行われます**．腹部大動脈に送血された血液は，腹部大動脈を逆行し，胸部大動脈を駆け上がり，上半身に酸素化された血液が送り届けられます（**図5A**）．

　しかし，自己の心臓がある程度元気なときは，肺から心臓に戻ってきた血液が左室から駆出されます．このとき，肺の状態が悪く（心原性肺水腫などが原因），肺でガス交換ができない状態の場合，酸素化されていない血液が肺から心臓へ戻り，その血液が左室から送り出されます．そのうえ，さらに心機能が回復してきて，勢いよく左室から血液が駆出されるような状態になっていたら，この**酸素化されていない血液**が，**胸部大動脈を駆け上がってくるECMOの血流に打ち勝ち，上半身を還流してしまいます**．酸素化されていない血液が脳を還流することになり，危険です（**図5B**）．このようなときは，右手から採血された動脈血の酸素飽和度や右耳のSaO$_2$が下がっているのが観察されますので，それにより，自己心から駆出される血液とECMOから送られる血液がぶつかりあう**ミキシングポイント**がどこにあるか？を見積もることができます．

　もしもミキシングポイントが大動脈弓部よりも尾側にあるとき（**図6A**）は，血液流量を上げて，ミキシングポイントが，**図6B**のように上行大動脈付近になるようにしなければなりません．

　しかし，第1章で勉強した通り，あまりにも血液流量を上げていくと，自己心にとっては後負荷が極端に増えることになりますから，むしろ自己心の回復の妨げになります．また，大動脈弁逆流がある場合は，ECMOから送り出された血液が，大動脈弁逆流のために大動

A） 通常の心臓 ECMO

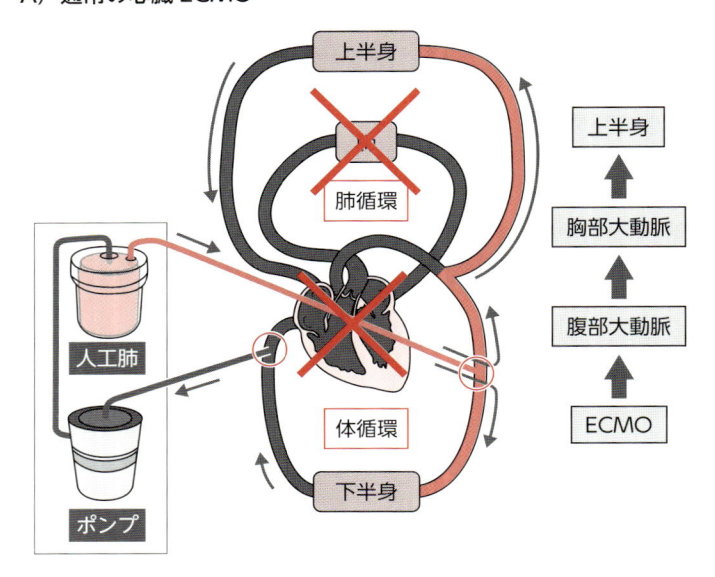

B） 心臓が元気なとき

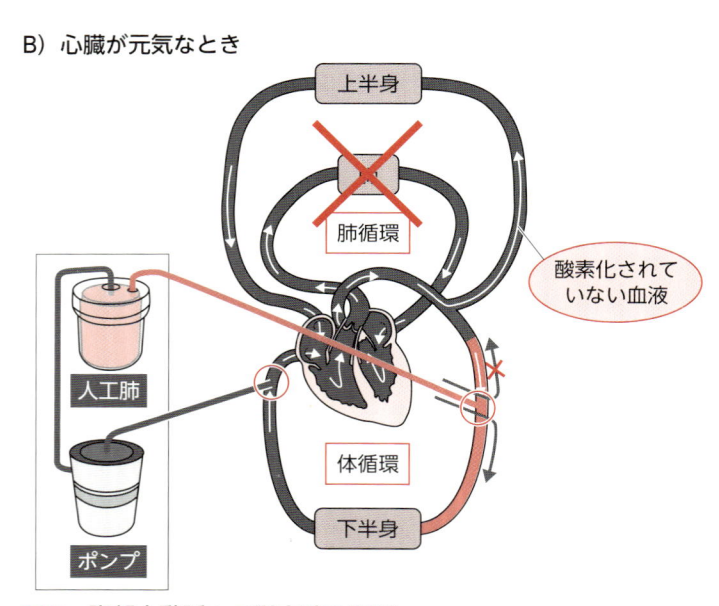

図5　腹部大動脈への送血時の問題

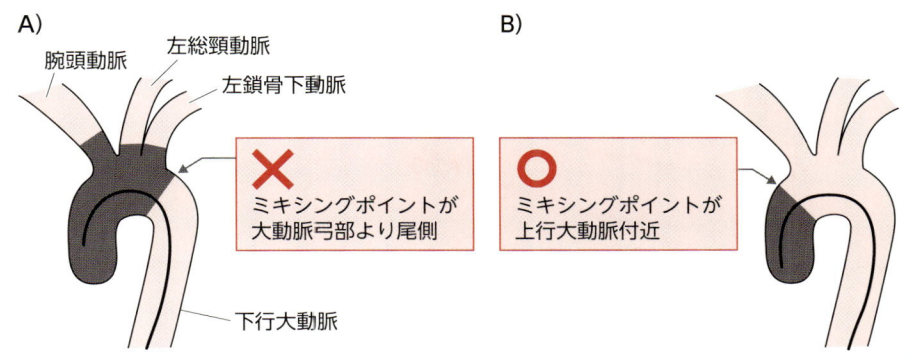

A)

腕頭動脈　左総頸動脈

左鎖骨下動脈

✕ ミキシングポイントが大動脈弓部より尾側

下行大動脈

B)

◯ ミキシングポイントが上行大動脈付近

図6　自己心からの血液とECMOからの血液のミキシングポイント

脈から左室内に流入し，過大な心負荷となります．このような状態を避けるためには，いち早く除水をして肺水腫の状態を改善し，自己肺によるガス交換が十分になされるようにしていかなければなりません．除水ができず，肺水腫の状態改善が望めない場合は（ミキシングポイント問題が発生するくらいに自己心が動いてきている状況で，除水ができないといった状況に陥ることは稀ですが），静脈に送血カニューレを追加して**V–VA ECMO**を確立し（**中心静脈脱血，腹部大動脈＆頸静脈送血**），呼吸ECMOと心臓ECMOの両方を同時に行うことも手です（図7）．

　ただし，このようなV–VA ECMOは，管理が煩雑となり，トラブルのもとであるため，個人的には避けるべきであると考えます．腹部大動脈側と中心静脈側への送血が，バランスがとれて双方十分になされているか？ をモニターする必要が出てきますし，もしもどちらかが送血されにくくなっている場合は，その血流が流れにくい方では血栓ができやすくなります．たいていの場合，動脈側は血圧が高いですので，動脈側は静脈側に比較して送血されにくくなります．このようなトラブルを回避するためには，静脈側を半クランプして抵抗をつけ，流量をコントロールするようなことをします．はっきり申し上げて，このような管理を日常的にするようなことになると，当然，トラブルのもとです．管理が煩雑になればなるほど，安全確保が難しくなります．

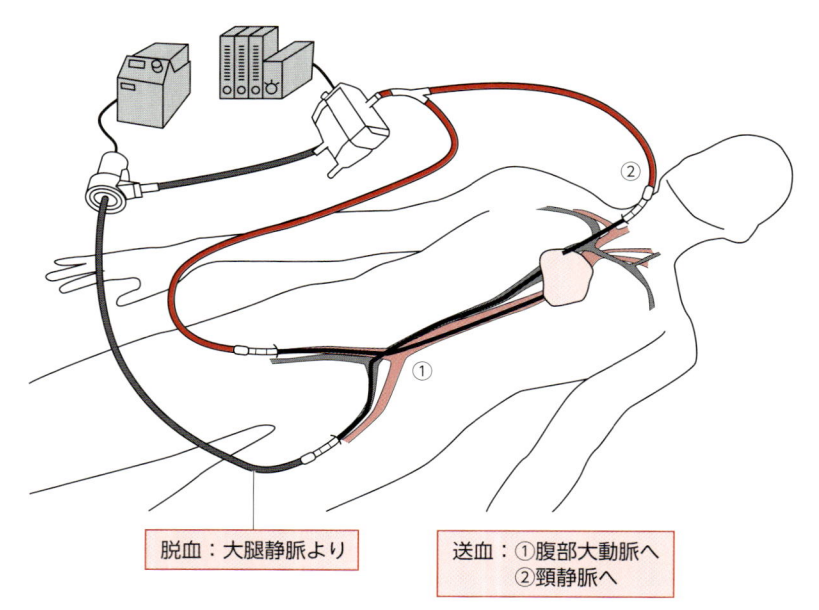

脱血：大腿静脈より

送血：①腹部大動脈へ
　　　②頸静脈へ

図7　V-VA ECMO

3 神は細部に宿る（心臓ECMO編）

プチ解説

1. キアリ網

　脱血はECMOの生命線です．そのため，脱血カニューレを右房に置く医師も多くいます．カニュレーションを担当する医師は，X線透視を使いながらカテーテルの位置を確認し，時には造影剤を使ってカニューレを適切な位置に留置しようと努力します．良好な脱血なしに，十分なECMOサポートは期待できません．No Drainage No ECMO なのです．

　しかし，どんなにカニューレの位置に注意を払って右房にカニューレを留置しても，落とし穴は存在するものです．その１つに，**キアリ網**があります．胎児期では，**右静脈洞弁**（**図8A**）が**下大静脈弁と冠状静脈弁となり網目状を呈する**ようになります（**図8B**）．この遺残組織が，生後，キアリ網として，２〜３％の成人の心臓に認められます[2]．このキアリ網が，右房から脱血しようとした際，カニューレに吸い込まれて脱血の妨げになることがあります．

　実は，このPart3の症例でもキアリ網が確認され，そのために脱血不良となりました．そのため，経食道心臓超音波検査でリアルタイムにカ

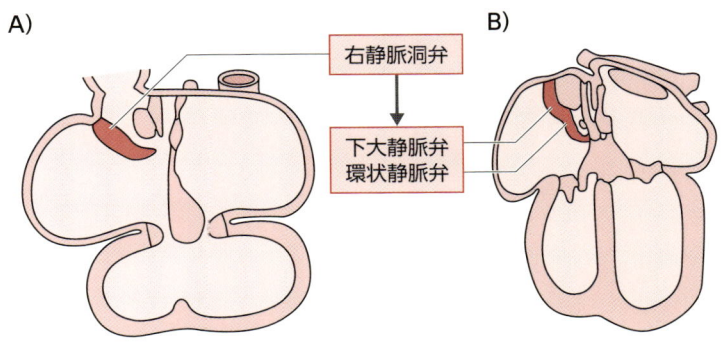

A)

B)

右静脈洞弁

下大静脈弁
環状静脈弁

図8　胎児期の心臓の構造
A）体長 10 mm 頃の心臓
B）体長 40 mm 頃の心臓

ニューレの位置を確認しながらカニューレを右房から中心静脈まで進め，カニューレ先端（中心静脈）とカニューレ側孔（右房）の双方から脱血できるよう工夫しました．細かい部分ですが，プロフェッショナルとしては，気に留めておかねばならぬ大事な事項と思い，本書で紹介させていただきました．

2. 下肢バイパス

　V-A ECMO システムでは，大腿動脈経由でカニューレを総腸骨動脈に留置し，腹部大動脈に送血することが多いです．しかしながら，気をつけなければならないのは，**下肢の虚血**です．と言いますのも，大腿動脈よりカニューレを挿入すると，大腿動脈より遠位側には，基本的にECMO側から送られる血液が流れないことになり，結果として下肢は虚血に陥りやすくなります．ですから，血流を妨げないようにカニューレはなるべく細いものを選ぶようにした方がよいとの考え方もありますが，カニューレが細すぎると問題があることは，Part2-2で述べた通りです．

　心機能がある程度保たれたり，IABPが挿入されていて脈圧が十分である場合は，収縮期（またはIABP補助時）に血流が大動脈内で逆流し，ECMOから送りこまれる血液が深大腿動脈や浅大腿動脈に流れることがあります．しかしながら，それを期待して下肢の虚血のリスクを背負ったままV-A ECMOを稼動し続けることは，非常に危険です．「心臓は助かりましたが，足は失いました」….　それでは100点とは言えません．患者さんを歩いて帰すのがプロの仕事です．足1本でさえ，もちろん失わせてはいけません．

　下肢虚血の回避には，**バイパス**を行います．**浅大腿動脈**，**または後脛骨動脈**，**もしくは足背動脈**にカテーテルを挿入し，そこにECMOからの血液を流し込みます（図9）．大腿動脈アクセスでV-A ECMOを装着した際は，下肢の動脈のバイパスは必須としておくと安全です．

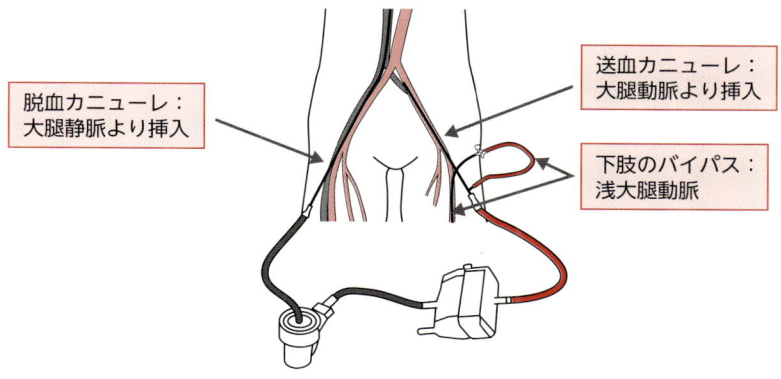

脱血カニューレ：
大腿静脈より挿入

送血カニューレ：
大腿動脈より挿入

下肢のバイパス：
浅大腿動脈

図9　下肢バイパスの例

Part3の参考文献

1 ）Bellomo R, et al：Septic acute kidney injury: new concepts. Nephron Exp Nephrol, 109：e95–100, 2008

2 ）Loukas M, et al：Chiari's network: review of the literature. Surg Radiol Anat, 32：895–901, 2010

Part
3
心臓ECMOで繋ぐ命

Part4　呼吸ECMOで繋ぐ命

1 呼吸補助にはこう使う！

症例

　50歳男性（身長170 cm 体重80 kg 体表面積1.9 m^2）．入院5日前（第1病日）から感冒症状と発熱を認め，その後，呼吸苦も出現したため，病院を受診した．意識清明，血圧120/70 mmHg，心拍数102 bpm，呼吸回数28回/分，体温37.8℃，SaO$_2$ 98％（room air）であった．身体所見に異常を認めず，インフルエンザ迅速検査も陰性であったため，総合感冒薬で自宅療養となった．翌日呼吸苦は増悪し，意識障害が出現したため当院へ救急搬送．到着時意識は朦朧とし，血圧92/65 mmHg，心拍数145 bpm，呼吸回数38回/分，体温39.2℃，SaO$_2$ 88％（酸素リザーバーマスク8 L），両側肺野に湿性ラ音を聴取し，全身の皮膚の紅潮を認めた．四肢冷感なし．呼吸は切迫していた．動脈血血液ガス所見（ABG）は，pH 7.403，PCO$_2$ 28 mmHg，PO$_2$ 56 mmHg，BE − 3.2 mmol/L，Lac 2.1 mmol/L（リザーバーマスク8 L）であったため，挿管・人工呼吸管理を開始した．設定は従圧式調節呼吸（PC-A/C）F$_1$O$_2$ 100％，最大吸気圧（PIP）35 cmH$_2$O，PEEP 15 cmH$_2$O，呼吸回数（f）20回，吸気時間（Ti）1.2秒であり，そのときの一回換気量（TV）は300 mL程度であった．開始後のABGではPCO$_2$ 38 cmH$_2$0，PO$_2$ 63 mmHgであった．

　ICUに入室後は培養一式を提出し，抗菌薬：セフォタキシム，バンコマイシン，アジスロマイシンを開始した．インフルエンザ迅速検査は再度陰性であり，尿中レジオネラ抗原，尿中肺炎球菌抗原，マイコプラズマ迅速抗体も陰性であった．入院翌日（第6病日）には腹臥位療法および一酸化窒素吸入療法を施行したが，奏功しなかった．

　その後，血圧低下，尿量減少，体幹浮腫の増悪，腎機能悪化，低アルブミン血症の増悪を認めた．持続的腎代替療法（CRRT）を開始するも，血小板値は3万まで低下し，播種性血管内凝固（DIC）の進行を認めた．第9病日には血性痰を認め，急激に酸素化と換気が悪化した．F$_1$O$_2$ 100％，PIP 40 cmH$_2$O，PEEP 20 cmH$_2$O，呼吸回数30回，Ti 1.0秒にて，一回換気量は200 mL程度，血液ガス分析では，pH 7.103，PCO$_2$ 54 mmHg，PO$_2$ 42 mmHg，BE − 3.2 mmol/L，Lac 3.0 mmol/L，SaO$_2$ 82％となったため，V-V ECMOを導入した．ECMO

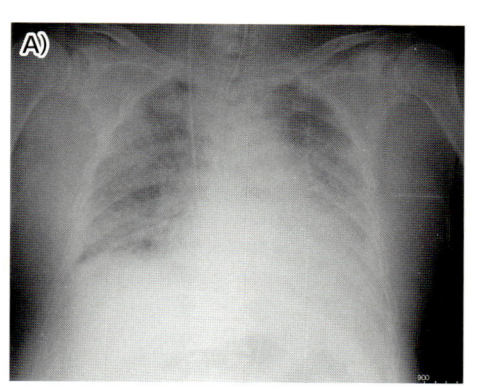

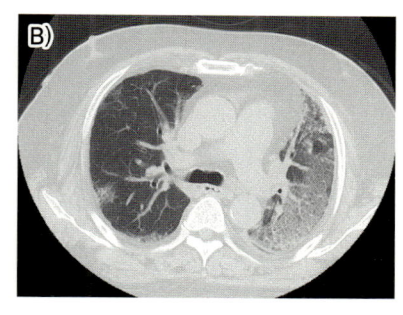

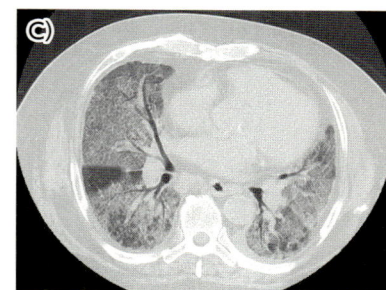

図1　導入前の胸部X線とCT

A）胸部X線写真：両肺全体にスリガラス陰影を認める
B）胸部CT（気管分岐部レベル）：モザイク状にスリガラス陰影を認める
C）胸部CT（上肺静脈レベル）：右中葉・下葉および左下葉全体にスリガラス陰影を認める．軽度の牽引性気管拡張を認める

導入前の胸部X線写真とCTを図1に示す．

1　呼吸ECMOの適応：ECMO開始前の人工呼吸管理日数は重要?!

Dr.青景：それでは，**導入基準**について考えていきましょう．この症例は，ECMOの適応でよろしいでしょうか？

研修医：PIP 40 cmH_2O，PEEP 20 cmH_2Oと最大の呼吸器設定でPO_2/F_IO_2比（P/F比）が42まで低下していますよね．この状況では，ECMOでいいんじゃないですか？　さすがに．

Dr.青景：そうですね．ECMOは，「**急性可逆性呼吸不全で従来の人工呼吸器では生命が維持できない場合において適応になる**」とされており，その閾値としては，**F_IO_2 1.0の設定で，PO_2/F_IO_2比 80以下**とされています．一方でこの状態が**可逆性**かどうかということが問題になって

きますが，この点ではいかがでしょうか？

研修医 ：うーん．ちょっとわかりません．

Dr.青景 ：高い設定での人工呼吸管理を1週間以上使用していると，人工呼吸器関連肺傷害の進行により肺の可逆性は乏しくなると言われており，**ECMO前の人工呼吸管理が1週間以上となった場合にはECMOを使用しても救命率は低い**と言われています．この症例では，人工呼吸管理から5日目にECMO導入ということなので，ECMO前の人工呼吸管理日数としては基準を満たしております．

看護師 ：へー．なるほど．1週間か．

Dr.青景 ：長期に高い人工呼吸設定に曝された場合に，すでに肺に不可逆性の変化が生じている可能性を考えなければなりませんが，ECMO開始前の人工呼吸管理日数を重視する理由はもう1つあります．それは**病態の診断と根本的な治療開始のタイミング**です．高い人工呼吸器設定では，さらなる呼吸状態悪化のリスクから積極的な検査や治療を進めることに躊躇してしまい，根本的な治療介入のタイミングが遅れがちです．呼吸不全発症から1〜2週間までは病態が固定しておらず，その間に適切な治療介入ができれば改善の可能性は高くなります．しかし，根本的な治療介入が遅れて，漫然と2週間経過してしまっては，おそらく病態は固定してしまい，その後にECMOを導入しても病状の回復は難しいと考えます．

　私は，「人工呼吸管理が1週間を超えないようにECMOを早く導入したほうがいい」とは考えていません．しかし，人工呼吸器で重症呼吸不全を管理する場合に，**「人工呼吸器に接続されているだけ」の状態で漫然と時間だけが経過することだけは避けなければなりません**．肺炎・呼吸不全の予後を改善させるのは，管理面だけではなく，むしろ病態診断と診断に沿った根本的治療の方が大きいです．

2　ECMO開始の判断は，PO_2/F_IO_2比だけの問題ではない！

研修医 ：逆に考えると，人工呼吸器下でも安定して管理が行え，診断・治療・リハビリが滞りなく行われる場合には，人工呼吸管理を続けても，予後は変わりないということですか？つまり，この状況では人工呼吸

管理日数が1週間を超えていてもECMOの適応ではないのですね？

Dr. 青景： そのとおりです．ただ特殊な状況では，**P/F 比やPCO$_2$の基準を満たさなくても，ECMO が必要になることがあります**．具体例を挙げますと，重症呼吸不全で一時的に呼吸器を外すだけでSaO$_2$ 50%台まで低下したり，徐脈になったり，重篤な気道のリスクがあるなどの**心停止に至る可能性が高い場合は**，たとえP/F 比やPCO$_2$値が閾値に至っていない場合にもECMOの適応となります．また，重症呼吸不全のため高い人工呼吸器設定が継続され，**気管支鏡もCTも撮影できないような状態が数日間続く場合**には，検査や治療を積極的に進めるためにECMOを開始することがあります．

Dr. 青景： その他に，**予定された搬送や手術のために待機的にECMOを使用する場合**です．例えば重症呼吸不全でICUのある病院に搬送したいけど，人工呼吸器下での搬送は難しいのでECMOを導入して搬送する場合，気管支異物などで気管支鏡中に換気不全となるリスクが高いため，ECMO下に安全に施行する場合，などはこれに含まれます．

研修医： なるほど，単純にP/F 比やPCO$_2$値だけで適応が決まるわけではないのですね．

Dr. 青景： 適応判断は，ECMO集中治療医の能力と経験が最も必要なところで，**なんでもかんでも呼吸不全にECMOを導入すればよいというわけではありません**．かつてECMOは死亡を回避するための救命処置としてだけに使用されていましたが，最近では肺疾患の診断・治療戦略の一選択肢としての待機的ECMO導入が増えてきているように思います．しかし，ECMO導入に際しては，ある程度生存率が担保できる患者群に使用すべきです．施設内のECMOの生存率が低下するとスタッフのモチベーションが低下してしまい，ひいては管理の質の低下につながります．ECMOを**導入する**と決断することより，ECMOを**導入しない**と決断することの方が，実は難しく，ECMO経験が必要となります．

研修医： なるほど．

Dr. 青景： さて．適応の話は十分議論できたので，次に管理面の話です．症例の続きを見ていきましょう．

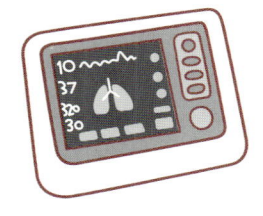

Part
4

呼吸ECMOで繋ぐ命

　ECMOカニューレとして，右内頸静脈より25Fr 50 cmの脱血カニューレ，右大腿静脈より19Fr 18 cmの送血カニューレを挿入し，V-V ECMOを確立し，初期血液流量 4.3 L/minにて開始した．

　開始後より呼吸器設定をF_IO_2 60 %，PIP 30 cmH$_2$O，PEEP 15 cmH$_2$O，f 10回と低下させると，一回換気量（TV）は100 mL程度しか得られなくなり，酸素飽和度は75 %まで低下した．翌日（第10病日）の胸部X線では，両肺ともに含気が失われていた．一方，循環は安定しており，カテコラミンは使用せずに血圧 90/60 mmHg程度，心拍数 100 bpm程度であった．V-V ECMO導入後のABGは，pH 7.403，PCO$_2$ 34 mmHg，PO$_2$ 39 mmHg，BE $-$ 1.4 mmol/L，Lac 2.6 mmol/L，SaO$_2$ 76 %であった．

　入院時の培養結果が陰性であったため，アジスロマイシンは中止した（セフォタキシム，バンコマイシン継続）．ECMO導入直後は水分過多（＋10 kg）であったが，導入後はCRRTで除水を行い，ECMO 5日目（第13病日）では水分バランス＋3 kgまで改善した．同日気管切開を施行した．

　その後鎮静薬を減量し，ECMO 12日目（第20病日）には筆談でコミュニケーションができる程度となった．栄養状態は改善していった．TVはECMO 14日目（第22病日）より改善を認めた（アルブミン，SaO$_2$，TVの経時的変化を図2に示す）．

　ECMO 17日目（第25病日）にECMOを離脱した．離脱前の胸部X線と離脱後のCTを図3に示す．離脱後より39℃の発熱の出現を認め，血液培養を提出し，アセトアミノフェンの点滴とブランケットによるクーリングを行った．動脈ライン，中心静脈ライン，末梢静脈ライン，膀胱内カテーテルを交換後，バンコマイシンは第32病日（ECMO離脱後7日目）に中止した．その後，呼吸状態は順調に改善し，第35病日に気管の切開部を閉鎖した．第36病日にセフォタキシムを中止した．リハビリも順調に進んでいき，第55病日に退院となった．

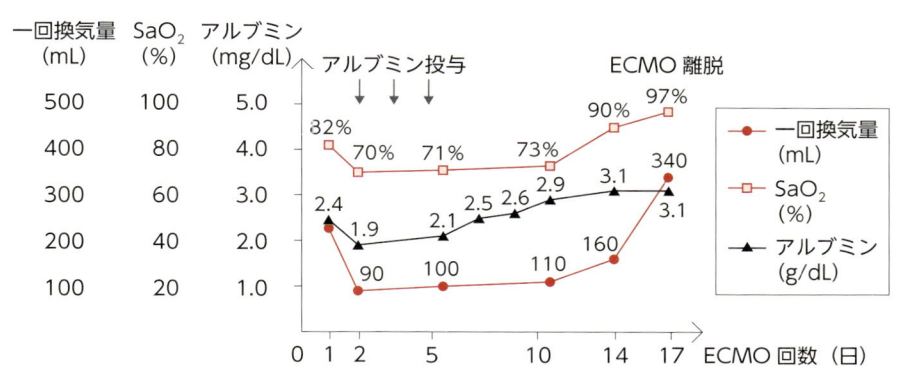

図2　アルブミン，SaO₂値　一回換気量の変化

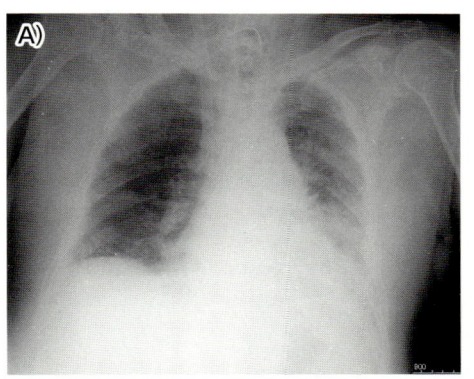

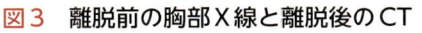

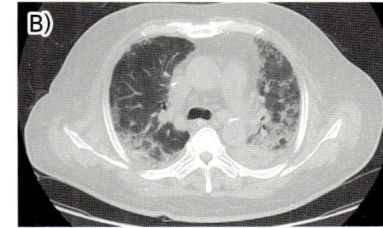

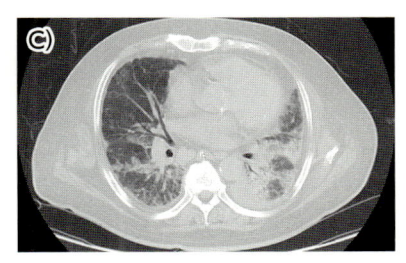

図3　離脱前の胸部X線と離脱後のCT

A）胸部X線写真：両肺の含気は図1と比べて改善している

B）胸部CT（気管分岐部レベル）：図1でスリガラス影であった部分は一部器質化しているものの，含気は改善している

C）胸部CT（上肺静脈レベル）：図1でスリガラス影であった部分は一部器質化しているものの，含気は改善している．牽引性気管拡張は改善している

Part

4

呼吸ECMOで繋ぐ命

3 血液流量はどうやって決められているの？

Dr. 青景： この症例はうまく管理できているようですね．それでは，まず血液流量についての質問です．**この体格の成人で想定される必要な血液流量とカニューレサイズ**について，どう考えますか？

研修医： 血液流量は，成人であれば，体重×0.06 L/minと聞いたことがあります．だから，体重80 kgであれば4.8 L/minでしょうか？ そうすると，カニューレサイズは太目のものがよいように思います．27Frとか？

Dr. 青景： なるほど，先生の意見はもっともです．しかし純粋に体重で考えてよいのでしょうか？ 例えば，身長が低くて，体重だけが重い人がいますよね．この症例を理想体重でこの式に当てはめると，理想体重70 kgで4.2 L/minの血液流量となります．体格から必要な血液流量の割り出し方に関して正解はないのですが，身長と体重のバランスが悪い患者は，**体表面積**で血液流量を計算する（**体表面積×2.4 L/min**），または身長から計算された**理想体重**で計算する（**成人の場合：体重×0.06 L/min**）場合があります．私は，この人の血液流量としては，4.2〜4.6 L/min程度と考えます．そして，ECMO開始後の酸素消費量の程度によって流量調整を行います．

カニューレサイズは，大は小を兼ねるところもありますので，大きいサイズが入ればそれでも大丈夫ですが，この体格であれば，25Fr 50 cmと19Fr 18 cmでも対応可能と考えます．

研修医： 肥満や痩せている患者では，体重だけで血液流量の推定はできないんですね．ECMOの血液流量の設定についてはよくわかりました．それじゃ，ECMO開始後の人工呼吸器の設定についてはどのようにすればいいんですか？

4 ECMO中の肺に優しい人工呼吸器設定とは？？

Dr. 青景： ECMOの開始後は，**血液のガス交換のための換気は不要となり**，さらなる肺傷害を抑えるための呼吸器設定であればよいわけです．そ

れでは，肺に優しい人工呼吸設定とはなんでしょうか？ これは私自身，患者の病態に応じて試行錯誤で行っているところで，単純な問題ではないのです．ここでは，一例として私の場合の設定をご紹介します．

導入後に急激に肺の含気をなくしてしまうと，肺高血圧が進行する場合があり，循環の不安定さやV–A ECMOへの移行など，ECMO管理面で不安定にしますので，可能であれば避けたいところです．具体的には，**導入後数日間はPEEPを維持しながら，ゆっくり呼吸器の圧設定を下げていくようにしています**．最近の研究では，ある程度PEEPを維持しながら一回換気量を最小限とした呼吸管理が功を奏しているという報告もあります[1]．あとは，経肺圧が肺傷害の増悪因子となっているという報告もあります[2]．

Dr.青景：私自身は，ECMO中の管理として，**最大吸気圧については制限すべき**と考えています．通常は25 cmH$_2$O以上にはしません．一回換気量については大きくなりすぎないように管理しています．PEEPに関しては，病態に応じて多少高め（10 cmH$_2$O程度）で維持したり，5 cmH$_2$O程度で管理したりとさまざまです．経肺圧が高くならないような管理は特に意識しています．特に不安定で質の悪い努力呼吸，ひどい咳嗽は，私の経験上，肺の不可逆性と関連があるように感じています．この場合，ある程度鎮静しますがそれでも対応できない場合には**筋弛緩薬**を使用します．

研修医：へー．先生は筋弛緩薬をよく使用されるんですか？

Dr.青景：私はよく使用している方だと思います．筋弛緩薬を使用するかどうかの判断も，病態次第なのですが，炎症反応が強くて，肺のコンプライアンスが悪い場合には，数日間，筋弛緩薬を使用することもあります．ただ，使用する場合でも完全に不動化するわけではなく，指先を動かしたり，まぶたを動かしたりする程度の動作ができる状態で管理することが多いです．

研修医：そしてその後，**覚醒（Awake）にさせるわけですね．**

Dr.青景：**感染が一段落ち着いて，循環も安定し，コンプライアンスが若干改善したタイミング**で覚醒させます．この落ち着いた期間で問題になるのは，**気道内分泌物**です．自発呼吸を促して気道内のクリアランスを進めていきます．時に褐色の古い血液に組織が付着したような

汚い分泌物を認めることがあり，気管吸引で除去が難しい場合には，適宜気管支鏡を用いて除去します．

Dr.青景：それでは，症例についていろいろ勉強したところで，次の「呼吸ECMOのココに注意！」に進んでいきましょう．

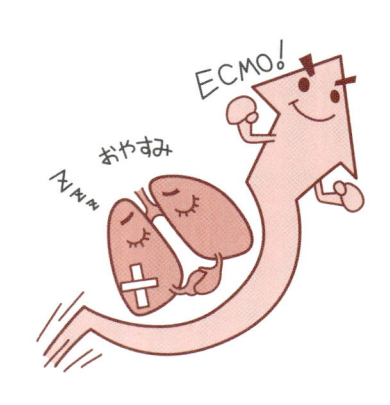

2 呼吸ECMOのココに注意！ （ECMO関連の感染症・敗血症）

　「ECMO関連の感染症・敗血症」については，確固たる管理法は確立していません．しかし，**ECMO患者の生存率を上げるためには，感染を制御することが重要**となります．ここでの話は，私やカロリンスカECMOセンターの経験に基づく話になります．治療に関連した感染症・敗血症の早期認知や対応については，「ECMOを使用している患者」と「ECMOを使用していない患者」では異なります．ECMOを管理する医師は，ECMOに関連した感染症の発症形式を理解し，適切に対応しなければ，繰り返し感染症が生じます．鎮静され，熱交換器で体温が調整され，特にステロイドや免疫抑制薬の全身投与が行われているECMO患者の場合，感染症を認知することは簡単ではありません．

　ECMO中の新規培養陽性の血流感染症の頻度は，過去の観察研究から15〜30％程度と言われています[3, 4]．この研究は培養で証明されているものだけですので，血液培養陰性の敗血症を含めるとさらに多いと考えられます．そして，感染リスクはECMO期間が長くなるほど高くなることも知られています．そして，「ECMO開始後の新規血流感染症は院内死亡に関連するかどうか」という問いには，「関連する」[3]という報告と「関連しない」[4]という報告の両方があります．私の経験では，たとえ敗血症から死亡に至らなかった症例でも無尿になったり，血圧が低下したり，多臓器不全が進行して，管理に難渋することは少なくありません．ECMO患者の感染リスクは通常の患者と比べてはるかに高いため，**一般的な抗菌薬の開始基準・終了基準をECMO患者に適応した場合には，治療が遅れたり，不十分になってしまったりすることがよく経験されます**．それでは，以下の症例について考えていきましょう．

　基礎疾患のない成人患者が，感冒症状から急性呼吸不全となり，人工呼吸管理となった．身体所見と血液検査・画像検査より重症肺炎と診断した．培養一式提出した後，抗菌薬はセフォタキシム，バンコマイシン，アジスロマイシンで治療が開始されたが改善せず，第9病日にECMOを開始した．

　インフルエンザ迅速検査，尿中レジオネラ抗原，尿中肺炎球菌抗原，マイコプラズマ迅速抗体，細菌培養の結果はすべて陰性であった．抗菌薬は非定型肺炎と細菌性肺炎をカバーするためアジスロマイシンを継続し，セフォタキシム，バンコマイシンは中止した．

　ECMO5日目より，白血球16,000/μL（好中球82％，リンパ球7％），CRP 7.3 mg/dL（入院時はCRP 3.0 mg/dL），プロカルシトニン11μg/dLと上昇，血圧70/50 mmHgとなり無尿となった．培養一式提出して，バンコマイシンおよびピペラシリン・タゾバクタムを開始した．ECMO7日目に炎症反応はピークアウトした．培養検査は陰性であり，人工呼吸器関連肺炎または尿路感染症の可能性を考慮し，ECMO8日目にバンコマイシンを中止とし，ピペラシリン・タゾバクタムのみを継続した．

　ECMO13日目に再度，白血球11,800/μL（好中球81％　リンパ球5.4％），CRP 5.3 mg/dLと上昇した．血圧低下のためノルアドレナリン0.3μg/kg/minを使用した．敗血症性ショックと考え，メロペネムおよびバンコマイシンの投与を開始した．

　ECMO15日目には炎症反応はピークアウトした．カテーテル関連血流感染症が疑われたが，ECMOカニューレの入れ替えは困難と判断し，末梢静脈ライン，動脈ライン，中心静脈ラインのみ入れ替えとした．培養結果は陰性であり，バンコマイシンとメロペネムは中止とし，予防投与としてセファゾリンが開始された．

　ECMO22日目にも同様に，炎症反応の上昇を認め，バンコマイシンとメロペネムを再開したが，翌日には，ノルアドレナリンを0.8μg/kg/minまで増量した．低血圧が持続するため，ヒドロコルチゾンとバソプレシンの投与を開始した．真菌をカバーするためミカファンギンを開始した．その後，炎症反応はECMO26日目にCRP 2.7 mg/dL，白血球7,600/μLと改善したが，カテコラミンの持続投与を要した．培養結果は陰性であったため，バンコマイシンとメロペネムを中止して，セファゾリンを再開した．翌日βDグルカンは30 pg/mLと軽度上昇していたが，CRRTの影響と考えミカファンギンは中止した．

　高度の体幹浮腫（＋30 kg）と低血圧を認め，カテコラミンは高用量で使用継続していた．血液培養よりコアグラーゼ陰性ブドウ球菌の検出を認めたため，ECMO31日目にバンコマイシンを開始した．ECMO32日目より，乳酸アシドー

シスの進行あり，カテコラミンの増量やステロイドの投与を行ったが状態の改善が得られず，ECMO 34日目に死亡した．死亡前日に採取した血液培養と痰培養からは*Stenotrophomonas maltophilia*を検出した．

1　抗菌薬の投与・中止のタイミングを考える

　　ECMO中の血液培養陰性の感染症・敗血症に難渋することは稀ではありません．この提示症例における抗菌薬の投与・中止のタイミングは，一般的な抗菌薬の中止基準に沿って行われたものです（図4）．たしかに培養が陽性にならないと，起因菌は特定できず，抗菌薬が有効なのかどうかを判断できません．しかし，ECMO患者のような**感染症・敗血症のリスクが高い患者において培養が陰性であることを理由に重要な抗菌薬を中止するのは危険です．**

　　この提示症例のように抗菌薬を中止するたびに，炎症反応が上昇

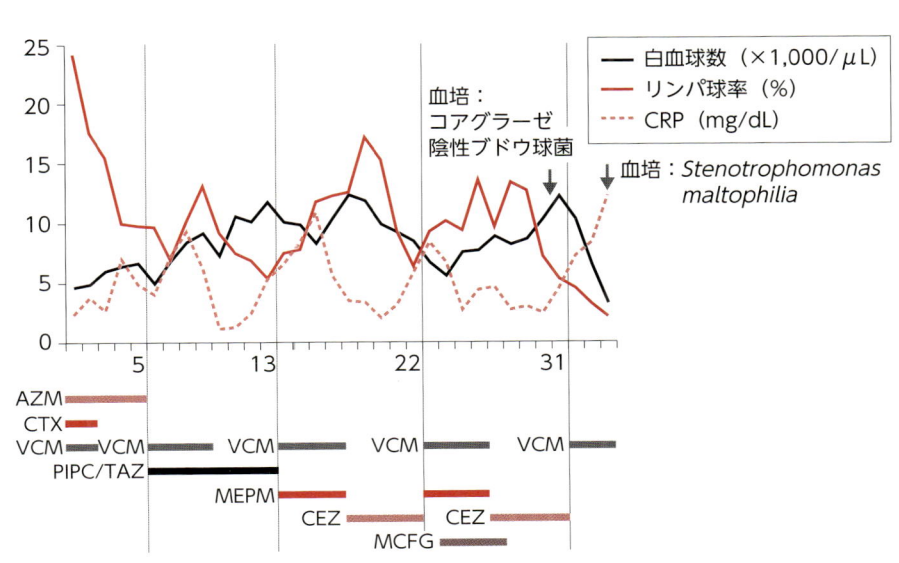

図4　症例の炎症マーカーの経時的変化と抗菌薬

AZM：アジスロマイシン，CTX：セフォタキシム，VCM：バンコマイシン，PIPC/TAZ：ピペラシリン・タゾバクタム，MEPM：メロペネム，CEZ：セファゾリン，MCFG：ミカファンギン

する状態は通常（ECMOを使用していない）のICU患者ではあまり経験しません．そして，通常のICU患者では，血流感染症が疑われた場合に，通常は中心静脈ラインや膀胱内留置カテーテルなどデバイスの入れ替えを行いますが，ECMO患者では容易なことではありません．またECMO患者は発熱が熱交換器にてマスクされてしまうため，抗菌薬投与開始が遅れてしまいがちです．

この提示症例の感染症の対応は，「**遅れている**」と思います．ECMO中は抗菌薬が使用されていることが多く，感染症の発症を疑う状況であっても，血液培養が陽性になることは稀です．そして血液培養陽性になってしまっては手遅れになっていることも少なくありません．しかし，「培養が陽性でなければ，起因菌がわからないので，どの抗菌薬を使用すべきかわからない」という意見ももっともです．ECMOを管理する医師は，培養が陰性の場合にも，どのような細菌・真菌が起因菌として可能性が高いか，知っておく必要があります．

2 ECMO導入後に生じる感染症は？

私が留学していたカロリンスカECMOセンターでは，1980〜'90年代に多くのECMO症例を敗血症で失っています．そのECMO症例の培養結果のデータベースからある傾向を見出しました（**図5**）．

原疾患の感染症とは別にECMO導入後に獲得した感染症の原因細菌として，**ECMO導入1週間以内**では，喀痰培養・BAL液の培養，尿培養，血液培養からセラチアやエンテロバクター，緑膿菌，アシネトバクターなどの**グラム陰性桿菌**が検出されることが多いことが知られています．これは，人工呼吸器関連肺炎や尿路感染症が原因で二次的に生じている可能性が高いと思っています．そして，**ECMO開始1週間後以降**から，血液培養，尿培養より，コアグラーゼ陰性ブドウ球菌（CNS）やメチシリン耐性黄色ブドウ球菌（MRSA）などの**グラム陽性球菌**の検出頻度が増加してきます．創部感染やカニューレ感染症に関連していると考えています．**2週間以降**からは，*Candida*属など真菌が，喀痰培養・BAL液の培養，尿培養，血液培養から検出されるようになってきます．そして**4週間**を経過すると喀痰培養・

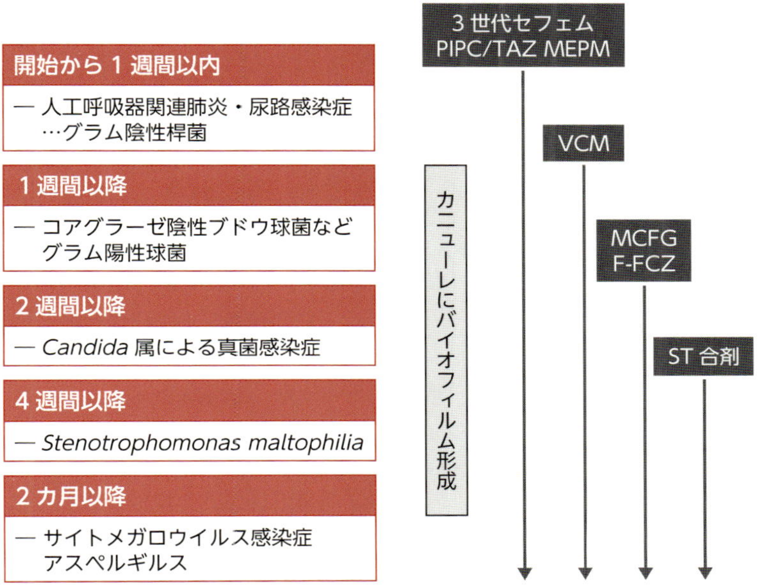

図5　ECMO日数と考慮すべき感染症

MCFG：ミカファンギン
F-FCZ：ホスフルコナゾール

BAL液の培養，尿培養，血液培養から，*Stenotrophomonas malto-philia* を検出するようになります．さらに長期になるとサイトメガロウイルス，帯状疱疹ウイルス，単純ヘルペスウイルスなどの回帰発症による**ウイルス感染症**が生じることがあります．また，肺アスペルギルス症などの稀な**真菌感染症**を経験することもあります．このようなECMO開始後の新規感染症は，患者の原疾患が安定，栄養状態が改善しているにも関わらず生じている症例があり，患者の状態が安定していても油断することはできません．

3　バイオマーカーの推移で感染を見極める！

感染症の早期認知のためには，常に感染が合併していないか疑いの目で患者の状態をみることです．特にバイタルサインや身体所見，

Part
4
呼吸ECMOで繋ぐ命

尿量を確認します．シバリング，そして特にきっかけがなく突然血圧が低下するような場合には感染を疑います．しかし，バイタルサインの変動や尿量低下が起きてからの対応では，すでに対応が遅いです．

私は**バイオマーカーの推移**を重視しています．例えば，CRPやプロカルシトニンはわかりやすいのですが，CRPの上昇は敗血症の開始から1日程度遅れますし，プロカルシトニンは保険適用範囲内で考えると短期間で頻回測定は難しいです．比較的安価で感染の早い時期から変動するバイオマーカーは，「**白血球数**」と「**好中球率・リンパ球率**」です．機械法であれば比較的簡便に測定でき，血算はECMO管理中には1日2〜3回は測定するので，短期間でトレンドを追っていくことが可能です．もちろん特異度は低いので，全身状態や病状のなかで感染の有無を考えなければなりません．白血球数については，ECMO中の感染にて増加するだけではなく，減少することも稀ではありません（むしろ現病の改善がないにも関わらず白血球が減少する場合の方が要注意です）．一方，細菌感染であれば基本的には好中球率は増加し，リンパ球率は減少します．血小板数についてもフォローしてきますが，こちらはECMO中ではさらに特異度は低いです．どの値も閾値は設定せず，経時的な変化を重視します．

4 抗菌薬の終了・変更のタイミングは？

　抗菌薬を終了またはより狭いスペクトラムのものに変更するタイミングについては，エビデンスはないのですが，**除水がかけられるぐらいの循環の安定感が得られており，浮腫もある程度落ち着いたところ**が，そのタイミングだと思っています．そして，**炎症反応の変化の因果関係がわかりやすいタイミングで抗菌薬を終了します**．例えば，抗菌薬を終了した日に，回路交換や新規のカニュレーション，創部の小手術などを行った場合には，炎症反応が再上昇しても，それが抗菌薬を終了したためなのか，それとも処置に伴う反応なのか，わかりにくくなります．また，2種類以上の抗菌薬を短期間で終了しないようにします．

　理想的には，感染を疑った段階でどの抗菌薬を使用するのかについては，施設のサーベイランスをみてあらかじめ決めておいて，疑ったらすぐにそれらを投与するのがよいと思います．なおカロリンスカ大学ECMOセンターでの抗菌薬のキードラッグは，メロペネム，バンコマイシン，ミカファンギン，ST合剤でした．2〜3週間以上の長期ECMO患者では，広域スペクトラムの抗菌薬が継続的に使用されていることがほとんどでしたが，感染伝播の防止策が徹底されており，栄養の管理もしっかりなされているため，私が留学中には，多剤耐性菌が新規に出現することは滅多にありませんでした（もともと多剤耐性菌を保菌している方にECMOを使用することはありましたが…）．

　ECMO中の新規感染症・敗血症のコントロールは，長期ECMO管理のキーとなるところです．これに関しては長期ECMOの経験数が少ない医師では，なかなか適切な判断が難しいと思います．抗菌薬の投与開始のタイミングや選択，中止については，ECMO経験の豊富な集中治療医と一緒に判断しましょう．

Part 4

呼吸ECMOで繋ぐ命

POINT

- ・ECMOを使用している患者の敗血症のリスクは高く，一旦発症してしまうと全身管理が複雑になる．
- ・ECMO中の敗血症の早期認知には，CRPやプロカルシトニン，白血球数，好中球・リンパ球率のトレンドをフォローしよう．
- ・ECMO後新規感染症の原因菌は，ECMO期間よりある程度推定できる．抗菌薬の中断は，急がない，そして因果関係がわかりやすいタイミングで行おう．

3　神は細部に宿る（呼吸ECMO編）

　　　ここでは，「呼吸補助にはこう使う！」の症例を通して，呼吸ECMO
の原理について，テーマごとに考えていきましょう．

プチ解説

1. カニューレ挿入部位によるメリット・デメリット

　　V-V ECMOのカニューレ挿入部位について，海外では脱血カニュー
レを大腿静脈から，送血カニューレを右内頸静脈から挿入すること（①）
が多いです．私が提示した症例では，脱血カニューレを右内頸静脈から
挿入し，送血カニューレを大腿静脈から挿入（②）しました．

　　①の場合には，脱血カニューレの先端は下大静脈（IVC）内に留置す
ることが多いとされています．右内頸静脈から送血した血液は，IVCを
経由する可能性は少なく，そのまま右心房から右心室へ送られることが
ほとんどであり，つまり送血した血液が再度脱血される可能性は少ない
とされています．送血した血液が再度脱血されることをリサーキュレー
ションと呼びます．つまり，①の場合には"リサーキュレーション"が
少ないということになります．一方，②の場合には，右内頸静脈から挿
入された脱血カニューレの先端は右房内に留置することが通常です．そ
の場合には，大腿静脈から送血された血液は，右房内で上大静脈（SVC）
から送られてきた血液と混ざり，その一部が脱血されます．つまり②の
場合には"リサーキュレーション"が多いとされています．

　　その他の特徴についてはいかがでしょうか？①の場合には，リサー
キュレーションが少ない分，主にIVCに流れている血液しか脱血できな
いため，血液流量を上げると脱血不良を引き起こす可能性が高くなりま
す．また，脱血カニューレは通常送血カニューレよりサイズが大きいた
め，サイズが大きくて，長いカニューレが大腿静脈からIVCに挿入され
ます．カニューレの壁と血液が触れる面積が大きいため，血管内に血栓
を形成するリスクが増加します．一方，②の場合には，右房内に脱血カ
ニューレの先端があるため，血液流量が多くても安定した血液流量がえ
られます．また，内頸静脈は大腿静脈に比べて太いため，大きなサイズ

表1 脱血・送血カニューレの挿入位置による比較

	①大腿静脈→右内頸静脈	②右内頸静脈→大腿静脈
メリット	・リサーキュレーションが少ない	・大きなカニューレが挿入できる ・脱血不良が少ない
デメリット	・脱血不良が多い ・大腿静脈の血管径次第で太いカニューレは挿入できない ・下大静脈・下肢静脈血栓や静脈閉塞の頻度が比較的高い	・リサーキュレーションが多い

の脱血カニューレをいれても閉塞するリスクは少なく，血液とカニューレ壁の触れる面積は少なく，静脈血栓のリスクは①よりも少ないとされています（**表1**）．

　①と②どちらを選択するかについては，施設の方針として何を重視するかによって異なってきます．カロリンスカECMOセンターは脱血不良を一番嫌っていたために，リサーキュレーションの量よりも，脱血不良が起こりにくいことを重視して②を選択していました．

　リサーキュレーションされた血液は，すでに酸素化された血液が再度ECMOに流れるため，その血流は無効の血流となります．実際の組織から静脈内に流れてきた血液（つまりECMOから送血された血液以外）がどれくらいECMO回路に流れるか（これを有効血液流量とよびます），が重要ですので，V-V ECMOでどんどん血液流量を上げたからECMOの効率が上がるというわけではありません．この有効血液流量は，ECMOの血液流量と自己の心拍出量，そしてカニューレの挿入位置によって規定されます．例えば，②の場合に，脱血カニューレの先端が下大静脈に近い場合には，リサーキュレーションの量が多くなり，先端が右心房の上部にある場合にはリサーキュレーションは少なくなります（**図6**）．

　また，②のカニューレ挿入部位の場合に有効血液流量が最も高くなるV-V ECMOの血液流量は，自己心拍出量の80％程度（リサーキュレーションされた血液の割合が30〜50％程度）となるよう血液流量を設定した場合とされており，これ以上に血液流量を上げた場合には，リサーキュレーション率が高値となり，むしろ有効血液流量は減少することが知られています（**図7**）．

Part
4

呼吸ECMOで繋ぐ命

143

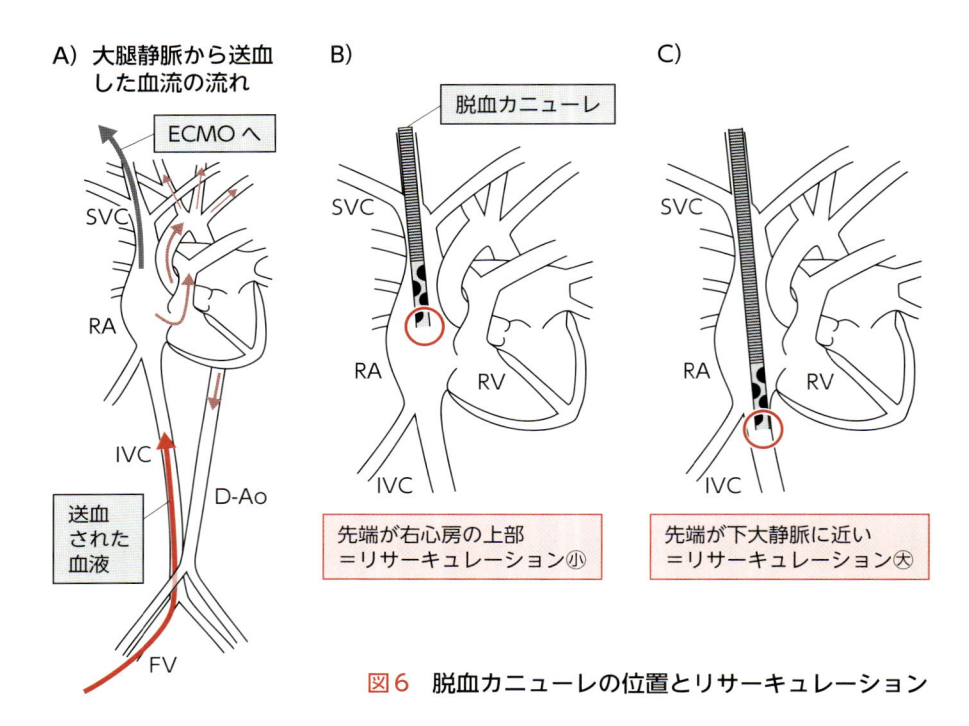

A）大腿静脈から送血した血流の流れ

ECMO へ

SVC

RA

IVC

D-Ao

送血された血液

FV

B）

脱血カニューレ

SVC

RA　RV

IVC

先端が右心房の上部
＝リサーキュレーション⑪

C）

SVC

RA　RV

IVC

先端が下大静脈に近い
＝リサーキュレーション⑪

図6　脱血カニューレの位置とリサーキュレーション

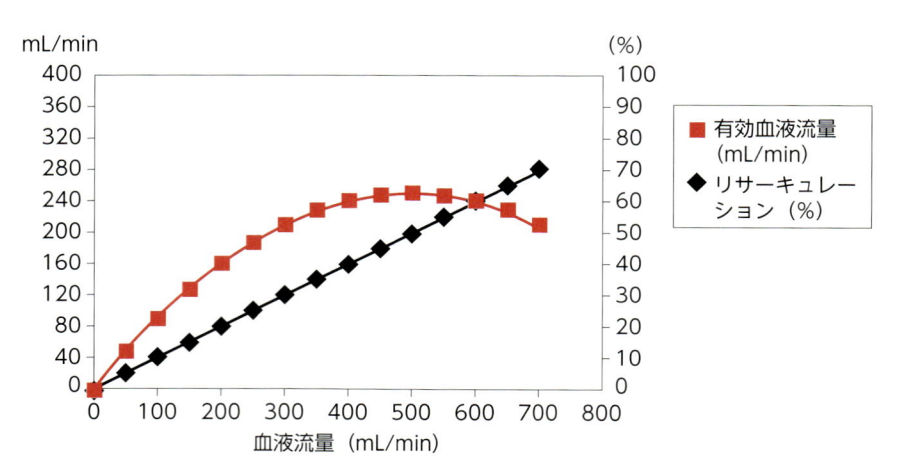

図7　V－V ECMO 中の有効血液流量と実質血液流量の関係（新生児症例のV－V
　　　ECMO の場合）

参考文献5より引用

表2　V-V ECMO中の動脈血酸素飽和度が低い理由

	調べるところ	対処法
自己の肺機能が低下している	・X線写真上の透過性 ・人工呼吸器の一回換気量 ・呼気終末二酸化炭素濃度	・背景肺疾患の治療
リサーキュレーション高値	・心エコー検査にて自己の心拍出量を計測する ・脱血側静脈血酸素飽和度の上昇	・カニューレ位置の調整 ・自己心拍出量が低下している場合にはその原因の対処 ・血液流量を下げる
ECMO血液流量が少ない	・体重・体表面積あたりの血液流量を計算する	・血液流量を上げる
血中ヘモグロビン濃度低下	・血液検査で血中ヘモグロビン濃度を確認する	・ヘモグロビン値 11 g/dL を目安に輸血を行う
人工肺機能の低下	・脱血側と送血側の酸素飽和度，酸素分圧を測定する	・人工肺の消耗であれば，交換する ・人工肺の膜面積が不十分であれば，膜面積が大きい人工肺に変更する
酸素消費量の増加	・脱血側酸素飽和度と血液流量，ヘモグロビン値から酸素消費量を計算する	(低酸素症が進行する場合には) ・酸素消費量が増加する原因を取り除く ・鎮静・筋弛緩管理，場合によって低体温療法を行う ・ヘモグロビン値をより高値になるように輸血を行う ・血液流量を増加させる

プチ解説 ▶

2. 低い動脈血酸素飽和度（SaO_2）

　ECMO中の患者のSaO_2の低下の理由を表2に示します．もしV-V ECMO中のリサーキュレーションがないのであれば，たとえ自己肺機能が高度に低下していても，SaO_2は高値となります．そういう意味では，ECMO中のSaO_2低値の理由はリサーキュレーションといえます．ただ，リサーキュレーションのないV-V ECMOは存在しないので，程度の問題はあるものの，低いSaO_2は許容せざるを得ません．Part1 のECMOのコンセプトで勉強した通り，心拍出量と貧血がないのであれば，通常はSaO_2 70 ％で酸素運搬量は十分です．さらに酸素飽和度が下がって酸素運搬量が足りなくなるようでしたら，血液流量を上昇，ヘモグロビン値を上げて管理します．

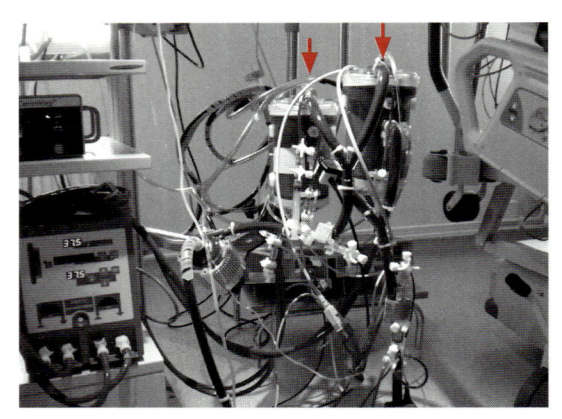

図8　人工肺2つを並列で使用
（カラーアトラス❺参照）

3. 血中二酸化炭素分圧のコントロール

　酸素の需要と供給のバランスがうまく調整できているのであれば，覚醒可能と考えています．しかし，血中の酸素含有量が少ないため，生体反応として心拍数があがったり，動悸を認めたりすることはあります．一方で「息苦しさ」に関係する要因としては，血中二酸化炭素分圧高値やアシドーシスの影響の方が大きいと考えています．覚醒を維持する場合に血中の二酸化炭素分圧をやや正常より低い値，つまりPCO_2が35mmHg程度で管理すると，自覚症状が安定し，覚醒が得られやすいです．

　しかし，自己肺のガス交換能力がほとんどない場合には，二酸化炭素の除去能を考えると，人工肺1つでは管理が難しいことがあります．特に興奮時，努力呼吸時の酸素消費量・二酸化炭素産生量は非常に高くなり，それにより二酸化炭素が蓄積してさらに苦しくてさらに興奮する，というような悪循環になる場合があります．その場合には，膜面積の大きい人工肺に交換したり，人工肺を2つ並列に接続してガス交換を行ったりします（図8）．

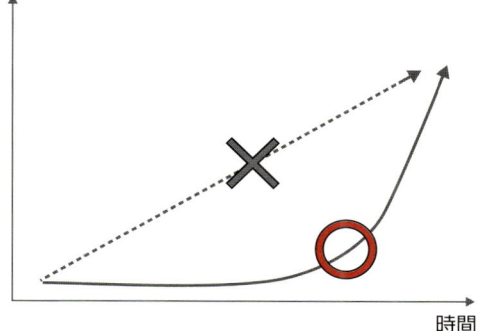

図9　臓器の回復過程

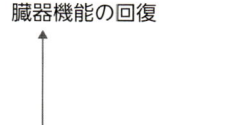

4. 栄養状態の改善と臓器の回復

　提示症例では，ＥＣＭＯ開始後から約２週間もTV低値が続いた後に，急にTVの回復がみられました．病態によっても異なりますが，臓器不全の回復のパターンは，このようにある時期から急に始まります．これは肺に関わらず，急性腎不全であっても，急性心筋炎であっても，急性肝炎であっても，全く臓器機能が失している状況から，ある時点より急に回復期が始まることは経験します．回復のスピードは一定ではなく，ある時期から急激に回復するという経過が多いです（図9）.

　「2　呼吸ECMOのココに注意！」の提示症例では，ECMO関連の敗血症を繰り返しており，ECMO開始してから30日が経過しても回復は認めませんでした．単に時間稼ぎをすれば回復期が来るわけではありません．敗血症のために全身の炎症反応が高い状態が続いていたり，循環が不安定で水分管理が難しい状況が続いている場合には，いくら待っても自然な回復期はやってきません．

　カロリンスカECMOセンターでは，長期ECMO症例が多かったですが，ECMO導入後の管理目標が，患者自身の蛋白合成能が回復し，自力で栄養状態が改善する状況にもってくることでした．つまり，炎症が強く蛋白異化が亢進（カタボリズム）の状況から，炎症反応が落ち着き，アルブミン値やヘモグロビン値が自然と回復してくる状況（アナボリズム）の状況へ移行させることです．アナボリズムの状況では，細胞内での蛋白合成が進むと同時に，免疫機能も回復していきますし，自力で臓器を修復できるようになってきます．カタボリズムからアナボリズムへ

の移行には，全身状態が安定してから7〜10日間程度かかります．臓器の回復期はカタボリズムの状態では期待できません．アナボリズムの状態を維持することが必要です．この内容は，ECMOに限ったお話ではなく，ICU管理全般の問題です．アナボリズムの状態に持っていくためには，感染のコントロール，適切な栄養補給，水分バランスの調整，鎮静薬の減量，リハビリなど，集中治療の基本ができていなければなりません．「栄養状態の改善」と「臓器の回復」は別のように見えて実はつながっているものです．

5. Post ECMO fever について

　長期のECMOの離脱後に生じる発熱をカロリンスカECMOセンターでは「Post ECMO fever」と呼んでいました．1週間以内にECMO管理を離脱した後ではあまり起こらないのですが，2週間以上では約半数の症例で認めます．原因はわかっておりませんが，敗血症時に似た戦慄・悪寒を認めること，39℃以上の発熱を認めること，そのときの血液培養が陽性になる症例（主にコアグラーゼ陰性ブドウ球菌）が少なからずあることを考えると，感染が関与している可能性は否定できません．仮説としては，カニューレ抜去時に壁に付着していた細菌混じりの血栓が剥がれて全身に播種する，長期の熱交換器の使用による体温中枢の障害，ECMO離脱後に凝固環境が大きく変化し凝固のバランスが崩れる，などが言われていますが，証明されてはいません．

　対応としては，臨床症状は敗血症と同様ですので，まず感染を考慮して血液培養を採取し，そして（もし抗菌薬が十分に投与されていない場合には）コアグラーゼ陰性ブドウ球菌やグラム陰性桿菌を広域にカバーできるように抗菌薬を投与します．循環に対しては細胞外液，膠質液を適宜補液しながら，39℃以上の発熱が続く場合にはアセトアミノフェン内服または点滴を使用し，効果がないようであれば，ブランケットを使用します．ECMO中に使用されていた中心静脈ライン，膀胱内カテーテル，末梢静脈ライン，動脈ラインは，可能であれば新たなものに交換します．多くは2〜3日の経過で落ち着きます．

POINT

・動脈血酸素飽和度70％台を許容する.
・血中二酸化炭素濃度を調整することで，適度な鎮静度にする.
・「栄養状態の改善」のうえで「臓器の回復」が始まる.
・Post ECMO fever の対応方法を理解しよう.

Part4の参考文献

1) Bein T, et al：Lower tidal volume strategy (≈ 3 mL/kg) combined with extracorporeal CO_2 removal versus 'conventional' protective ventilation (6 mL/kg) in severe ARDS: the prospective randomized Xtravent–study. Intensive Care Med, 39：847–856, 2013

2) Talmor D, et al：Mechanical ventilation guided by esophageal pressure in acute lung injury. N Engl J Med, 359：2095–2104, 2008

3) Kim DW, et al：Impact of bloodstream infections on catheter colonization during extracorporeal membrane oxygenation. J Artif Organs, 19：128–133, 2016

4) Sun HY, et al：Infections occurring during extracorporeal membrane oxygenation use in adult patients. J Thorac Cardiovasc Surg, 140：1125–32.e2, 2010

5) Bartlett RH：Physiology of ECLS.「ECMO: Extracorporeal Cardiopulmonary Support in Critical Care（3rd ed）」(Van Meurs K, et al eds), pp5–27, Extracorporeal Life Support Organization, 2005

Part 4 呼吸 ECMO で繋ぐ命

1 E-CPRではこう使う！
～ドクターヘリ症例で学ぼう

症例

現病歴

59歳，男性．工事現場での勤務中，突然の胸部不快と冷や汗が出現し，卒倒した．救急要請となり，救急司令室より，By-stander CPRの指示が出され，心肺停止疑いとの判断で，ドクターヘリ要請となった（9時10分）．

《ドクターヘリ出動》

パイロット：移動187（イドウ・イチ・ハチ・ナナ）．こちら，ドクターヘリJA6910（ジュリエット・アルファ・ロク・キュウ・ヒト・マル）．ランデブーポイント，G（ゴルフ）0805，向かいます．

CS：6910了解．場所，その通り．G0805．救急隊，渋川救急1，渋川救急1．支援隊，渋川救助1，渋川救助1．以上．

パイロット：了解．6910．

CS：前橋日赤CSより，群馬ドクターヘリ．患者情報，送ります．59歳，男性，工事現場で作業中，胸部不快を覚え，卒倒．CPA疑い．指令判断でヘリ要請，CPR実施依頼済み．以上．

フライトドクター：群馬ドクターヘリ，了解．

フライトドクター：群馬ドクターヘリより前橋日赤ER，とれますか？

ERドクター：こちら前橋日赤ER．群馬ドクターヘリ，どうぞ．

フライトドクター：59歳男性，CPA．前橋日赤リターン，リクエスト．Full CPR．以上．

《現場との交信》

渋川救急1：患者情報，送ります．59歳，男性．CPA．初期波形，Vf（心室細動）．CPR実施しAED作動するも，Vf継続．ここまで，よろしいか？

フライトドクター：オール，コピー．続けて．

CS：communication specialist（運航管理担当者）

渋川救急1：気管挿管，静脈路確保，アドレナリン投与．特定行為，許可願いたい．どうぞ．

フライトドクター：特定行為，了解．ただし，現場出発を優先し，即座にランデブーポイントへ向けて搬送開始せよ．

渋川救急1：了解．

看護師 ：激しいですねー．

Dr. 小倉：一刻一秒を争う世界．このような状況は幾度となく経験するけど，何度経験しても，その状況に慣れるってことはないね．いつも緊張感が漂う．

渋川救助1：渋川救助1から，群馬ドクターヘリ．安全確保，着陸願います．

メカニクス：了解．南側より進入，着陸します．

パイロット：移動187．6910．ランデブーポイント安全確保，アプローチ．

CS：アプローチ，了解．9時21分．

Part
5
E-CPRで繋ぐ命

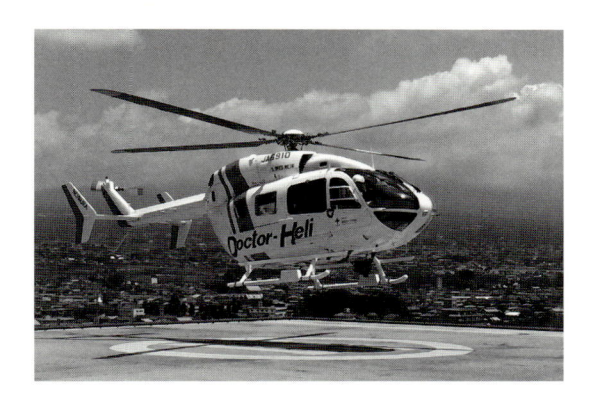

《フライトドクター，救急車内で診療開始》

フライトドクター：お疲れ様です．どうですか？

救命士：Vfで，AED2回も，心拍再開しません．

フライトナース：静脈路は？

救命士：搬送を優先し，静脈路確保していません．気道確保も，上気道デバイスでの確保です．

フライトドクター：ありがとう．波形チェックは…Vf！

フライトドクター：救急隊，胸骨圧迫継続．救命士，気管挿管介助．ナース，静脈確保アドレナリン．

ナース・救命士・救急隊：了解．

フライトドクター：挿管，8.0Fr．24 cm門歯固定．換気OK．救急隊，換気4秒に1回．

救急隊：了解．

フライトナース：ライン，20G，左正中静脈確保．アドレナリン1筒．

フライトドクター：ありがとう．救命士，ルーカス®装着．

救命士：了解．

フライトドクター：心エコーします．右室OK．心嚢液なし．大動脈拡大なし．左胸水なし．大動脈フラップなし．

フライトナース：了解．波形チェック．

フライトドクター：Sinus Tachycardia（洞性頻脈）．首，触れます（頸動脈触知）．ST上がってます．

救命士：先生，搬送先は？

フライトドクター：前橋日赤．コールして患者情報，伝えて．

救命士：了解．

フライトドクター：それじゃ，ストレッチャー移るよ．僕の合図で！1，2，3！よいしょ!!

フライトナース：オッケー．バイタルチェック．

フライトドクター：…Vfだ！ルーカス®再起動．CPR再開．このまま行くよ．ヘリ搬入！

《ヘリ内に搬入して…》

パイロット：エンジン，One スタート．前橋日赤，リターン．後ろ，準備よろしいですか？

フライトドクター：準備，OK．

パイロット：了解．L・Rエンジン，チェックNormal．トルク，Match．上がります．

パイロット：移動187．ドクターヘリ 6910．9時35分，離陸でした．目的地，前橋日赤．

CS：35分，了解．目的地，前橋日赤．屋上の風，North–West 18 knots．

パイロット：了解．着予定，42分．

CS：了解．

フライトドクター：群馬ドクターヘリから，前橋日赤ER，とれますか？ どうぞ．

前橋日赤ER：群馬ドクターヘリ，どうぞ．

フライトドクター：群馬ドクターヘリ，59歳，男性．難治性Vf．除細動，計6回．

アミオダロン無効．屋上着陸．E-CPR，Stand-by．
前橋日赤ER：E-CPR…了解!!!!
パイロット：移動187，6910．オン・ファイナル，アプローチ．
CS：アプローチ，了解．お気をつけて．

研修医：キタ！ キタ！ キタ！ キター!!!

看護師：ついに！ E-CPR!!

Dr.小倉：諸君．熱くなるのはいいが，現場を祭りにしてはいけない．冷静さを欠いたら負ける．

研・看：はーい（苦笑）．

Dr.小倉：ドクターヘリに，59歳男性の**難治性Vf**に飛んだ．

研修医：難治性Vf．おもいっきり心原性が疑われますね．

Dr.小倉：Shockable波形が継続．**心原性心肺停止**が疑われる．心筋梗塞かな？原因は．

看護師：**心臓のカテーテル検査**が必要になりますね．

Dr.小倉：このVf継続の状態で，心臓のカテーテル検査に行けるかな？

研修医：…無理です．

Dr.小倉：緊急度と重症度に分けて考えると？

研修医：**心肺停止状態ですから，緊急度は極限的に高い**．かつ，**心原性疾患で極限的に超重症です**（図1）．

Dr.小倉：ということは，蘇生と同時に診断治療を急がねば，この患者さんに明日はない．けれどもヘリが出動して蘇生を行っても安定化が得られない，非常に難しいこの現状．

研修医：そこでE-CPRが登場するんですね．

緊急度	心肺停止 ＝緊急度極大！
重症度	心原性疾患 ＝超重症！

図1　本症例の緊急度と重症度

Part 5 E-CPRで繋ぐ命

Dr. 小倉：けれども，いちど冷静にこの症例とフライトドクターの判断を振り返ってほしい．フライトドクターは，患者情報を聞いた時点では何と言っていた？

研修医：えっと，『前橋日赤リターン．Full CPR』と言っていました．

看護師：よく，覚えているね．

研修医：書物の世界ですから（笑）．

Dr. 小倉：こらこら（笑）．でも，まぁその通り．『前橋日赤リターン．Full CPR』っていうのは，前橋日赤に戻ります！ 全力で心肺蘇生をやってきます！ ということ．『E-CPR』とは一言も言ってない．

看護師：ほんとだー．

研修医：E-CPRありきだと思ってました．

Dr. 小倉：違うんだよー．何でもかんでもE-CPRってのは間違い！ **心肺停止のすべてにE-CPRの適応があるわけではないんだ．**

看護師：それじゃ，フライトドクターはどのような考えでE-CPRの適応を判断したんですか？

Dr. 小倉：それじゃ，一つひとつ振り返ってみよう．

1　心肺停止の原因診断とE-CPRの適応

Dr. 小倉：ECMO，それはただの生命維持装置．そんなことをひたすら勉強してきた．ECMOの適応を考えることと，E-CPRの適応を考えることは，ほとんどイコールだ．

研修医：**超重症呼吸不全，超重症心不全**に適応があるってことですか？

Dr. 小倉：そうだ．E-CPRは，**心原性ショック**のために発生する心肺停止と，**低酸素血症**に起因する心肺停止に適応があると考えていい．心肺停止の原因って，考えてみると山ほどある．くも膜下出血や脳幹出血などの重度の急性頭蓋内疾患によって呼吸が停止してしまって心肺停止に陥るようなパターンもあれば，お腹を刺されて大量に出血して心肺停止に陥ることあるし，はたまた，交通事故で胸を強打し緊張性気胸になって心肺停止に陥るパターンもある．

看護師　：でも，心臓が動いていないんだから，ECMOを入れてあげてもいいと思うんですけど….

Dr. 小倉：それも一理ある．けど，さっきのお腹を刺されて…って人を考えてごらん？　めっちゃ出血してて，お腹からドバドバ血が出ている状況で，さっ！ ECMO回そう！ って言ったって，血管には脱血されるほどの血液が残っていないよね．

研修医　：先生…自分，心肺停止の原因がいろいろとあることはよくわかっているつもりなんですけど，そのうちのいくつかの限られた心肺停止患者にしかE–CPRの適応がないって言われると，そんな心肺蘇生の最中にE–CPRの適応のある疾患を選び出せる気がしないんですけど…….

Dr. 小倉：実際のところ，そこがイッチバン難しいんだ．E–CPRの適応かどうかを限られた時間のなかで適切に選択するその能力が，ECMOを使いこなす蘇生屋さんに求められる能力だ.

Dr. 小倉：E–CPRの適応を考えるにあたり，心肺停止となりうる代表的な疾患や病態について簡単にまとめると，表1のようになる．大切なのは，**E–CPRの適応となりそうな病態や疾患を，蘇生の最中にしっかりと拾い上げること**．逆にE–CPRの適応とならない病態や疾患を早めに見つけることも大切だ.

研修医　：蘇生の真っ只中でこんだけの鑑別診断するの…大変だ.

Dr. 小倉：たしかに大変．きっと誰しもが蘇生の真っ最中に完璧に鑑別診断をやりきることはできないし，やりきるには検査も人手も時間もかかる．でも，フライトドクターは，それをなんとかやる.

研修医　：信じられない．表を頭の中に入れても，蘇生の最中にそれを使いこなせそうにないです.

Dr. 小倉：大丈夫．この表を丸ごと覚える必要なんてないよ.

研修医　：じゃ，どうやって蘇生の最中にE–CPRの適応を判断するんですか？

Dr. 小倉：よし！ それじゃE–CPRの適応を判断するCPAの鑑別診断方法を勉強してみよう.

表1　心肺停止の原因となる代表的な病態・疾患

	病態	病名	初期心電図波形	特徴と特記所見	E-CPR
急性循環不全	心原性ショック	心筋梗塞	心室細動, 無脈性心室粗動	突然発症&胸痛の病歴 心血管イベントのリスク	◎
		心筋炎&心筋症	無脈性電気活動, 心静止 心室細動, 無脈性心室粗動	数日の経過 徐々に進行する心不全症状 心臓超音波で菲薄化・肥大化した心筋	○
		急性大動脈解離	無脈性電気活動, 心静止 心室細動, 無脈性心室粗動	突然発症・胸背部痛の病歴 心臓超音波で心嚢液 心臓超音波で上行大動脈内フラップ 左胸腔に胸水	△ →×
	閉塞性ショック	急性肺塞栓症	無脈性電気活動, 心静止	突然発症 心臓超音波で右室負荷所見 血栓症リスクの病歴&既往	◎
	血液分布異常性ショック	アナフィラキシーショック	無脈性電気活動, 心静止	突然発症・誘因(蜂刺され等) 全身の膨隆疹	×
		神経原性ショック	無脈性電気活動, 心静止	病歴のみが頼り	×
	循環血漿量減少性ショック	大量出血	無脈性電気活動, 心静止	重症外傷の病歴 FAST で体幹内出血所見	×
	その他	急性薬物中毒	なんでもあり	なんでもあり	○
		体液電解質異常(カリウム&アシドーシス)	無脈性電気活動, 心静止 心室細動, 無脈性心室頻拍	慢性腎臓病等の基礎疾患あり	△
低酸素血症	換気不全	上気道閉塞(窒息)	無脈性電気活動, 心静止	窒息の病歴 用手換気における抵抗感 用手換気における胸郭挙上不良	◎
		喘息発作	無脈性電気活動, 心静止	喘息の既往 心肺停止前の呼吸苦症状 用手換気における抵抗感 用手換気における胸郭挙上不良	◎
		溺水, 気道出血, その他	無脈性電気活動, 心静止	溺水や喀血等の病歴 用手換気における抵抗感 用手換気における胸郭挙上不良	◎

◎：適応あり，○：おおむね適応あり，△：症例によっては適応あり，×適応なし

2　CPAの鑑別診断とE-CPRの適応

1) 低酸素血症の場合

Dr.小倉：表2の　■　の部分は低酸素血症＆換気不全に共通する身体所見です．そのほとんどがE-CPRの適応となります．心肺蘇生の際，救急科医は気道を確保して換気します．口を開け，上気道の解放を確認し，気管挿管してガスの肺への流入をその目で確認します．その一連の動作が，表2の　■　の部分を確認していることになるのです．さらに喘息の既往などの情報があれば，A＆Bの問題がある！と直感することができます．

内科的診療ですと，『喘息の既往のある63歳，男性．主訴：呼吸苦．数時間前からの呼吸苦で来院．胸部聴診上，全肺野でウィーズを聴取．詳しく話を聞くと，体調不良により市販の感冒薬を内服していたとのこと』というエピソードの後に，『バイタルサインは…』と続きます．内科医は『喘息っぽい．でも他に原因はないかな？胸部X線写真をとってみよう．場合によってはCTも必要かな．今の呼吸状態を評価するために，血液ガス検査もオーダーしておこう』という感じで診療を進めます．

ところが，蘇生の現場に直面している救急科医は，全然違う思考回路でその現場に挑みます．『①心臓マッサージ！②気管挿管！③ジャクソン換気！…むむむっ！？固い！！換気が入らん！！原因は？！…何い…

表2　低酸素血症＆換気不全でE-CPR適応となる場合

病態		病名	初期心電図波形	特徴と特記所見	E-CPR
低酸素血症	換気不全	上気道閉塞（窒息）	無脈性電気活動，心静止	窒息の病歴 / 用手換気における抵抗感 用手換気における胸郭挙上不良	◎
		喘息発作	無脈性電気活動，心静止	喘息の既往 心肺停止前の呼吸苦症状 / 用手換気における抵抗感 用手換気における胸郭挙上不良	◎
		溺水，気道出血，その他	無脈性電気活動，心静止	溺水や喀血等の病歴 / 用手換気における抵抗感 用手換気における胸郭挙上不良	◎

い!? 喘息の既往!? 胸の音は!?…. …. キューキュー言ってる!!! 喘息CPAっぽい！』…という診察になります. 良し悪しの問題ではなく, 置かれている状況の違いがその思考回路の違いを生みます. 救急科医は, 五感で診察し, 六感で決断します. 右の脳で反射的に蘇生し, 左の脳で鑑別診断と治療を行います. **直感的な仮診断の下で蘇生をしながら治療に入るのです**. 表2の ▓▓ 部分＝「低酸素血症に対し E-CPR を積極的に考える状況」というのは, 身体所見や病歴などの情報をもとに, 蘇生の現場で感じ取ることができます. そして**心肺停止に陥った原因が除去できず, 自己心拍再開が得られないとき, E-CPR の適応となるのです**.

2) 急性循環不全の場合

1. 心室細動／心室粗動

Dr. 小倉： 単純明快な理解のため, 表1の『その他』については無視して考えます. 表3の ▓▓ で示した**心室細動／心室粗動**は, 心原性疾患による心肺停止を強く示唆し, このようなケースは E-CPR を積極的に考慮します. そしてもうひとつの共通事項の『**突然発症**』『**胸痛, または, 胸背部痛**』があれば, なおさら『**心原性**』と確信に至ります.

2. 無脈性電気活動, 心静止

Dr. 小倉： 次は, 共通事項として『**無脈性電気活動, 心静止**』に注目します（表4）.
初期波形が無脈性電気活動または心静止の場合, 結果的に E-CPR の適応と判断される可能性は, 極端に低くなります. 心室細動／心室粗動の時に『心原性→E-CPR』と考えた場合と真逆となります. しかし無脈性電気活動のときでも, 急性肺塞栓症など E-CPR を積極的に考慮してよい場合もあります. したがって, 初期波形が無脈性電気活動／心静止というだけで, E-CPR の選択肢を排除する必要はありません. 大事なのは, **その波形は心原性っぽくないという感覚と, 心臓以外に心肺停止の原因がある可能性が高まるという認識をもつ**ことです. よって, 鑑別診断のアプローチは, 次のステージに移行します.

表3　心室細動／心室粗動でE-CPR適応となる場合

急性循環不全	病態	病名	初期心電図波形	特徴と特記所見	E-CPR
	心原性ショック	心筋梗塞	心室細動，無脈性心室粗動	突然発症＆胸痛の病歴 心血管イベントのリスク	◎
		心筋炎＆心筋症	無脈性電気活動，心静止 心室細動，無脈性心室粗動	数日の経過 徐々に進行する心不全症状 心臓超音波で菲薄化・肥大化した心筋	○
		急性大動脈解離	無脈性電気活動，心静止 心室細動，無脈性心室粗動	突然発症・胸背部痛の病歴 心臓超音波で心嚢液 心臓超音波で上行大動脈内フラップ	△
				左胸腔に胸水	→×
	閉塞性ショック	急性肺塞栓症	無脈性電気活動，心静止	突然発症 心臓超音波で右室負荷所見 血栓症リスクの病歴＆既往	◎
	血液分布異常性ショック	アナフィラキシーショック	無脈性電気活動，心静止	突然発症・誘因（蜂刺され等） 全身の膨隆疹	×
		神経原性ショック	無脈性電気活動，心静止	病歴のみが頼り	×
	循環血漿量減少性ショック	大量出血	無脈性電気活動，心静止	重症外傷の病歴 FASTで体幹内出血所見	×

Part 5 E-CPRで繋ぐ命

3. 超音波検査

Dr. 小倉：表5の□部分には**超音波**という共通要素が含まれています．蘇生の最中にそれをやるのは至難の業ですが，提示した症例でもあった通り，ルーカス®装着や救命士への換気依頼により，救急科医は超音波検査ができるよう工夫します．超音波検査では，さまざまな情報がキャッチできます．異様に右室だけ拡大していないか？　心臓の周りに血腫はないか？　大動脈は裂けていないか？　胸腔内に血液の貯まりはないか？　腹腔内に出血はないか？　腹部大動脈はどうか？　中心静脈に血栓はないか？　超音波に習熟していれば，**表6**のように短い時間の間にたくさんの情報が手に入ります．

その情報により，ある程度の鑑別疾患を想起することができます．超音波検査は，プレホスピタルまたは救急外来では特に簡便で有用な

表4　無脈性電気活動，心静止の際のE-CPRの適応

急性循環不全	病態	病名	初期心電図波形	特徴と特記所見	E-CPR
	心原性ショック	心筋梗塞	心室細動，無脈性心室粗動	突然発症&胸痛の病歴 心血管イベントのリスク	◎
		心筋炎&心筋症	無脈性電気活動，心静止 心室細動，無脈性心室粗動	数日の経過 徐々に進行する心不全症状 心臓超音波で菲薄化・肥大化した心筋	○
		急性大動脈解離	無脈性電気活動，心静止 心室細動，無脈性心室粗動	突然発症・胸背部痛の病歴 心臓超音波で心嚢液 心臓超音波で上行大動脈内フラップ 左胸腔に胸水	△ →×
	閉塞性ショック	急性肺塞栓症	無脈性電気活動，心静止	突然発症 心臓超音波で右室負荷所見 血栓症リスクの病歴&既往	◎
	血液分布異常性ショック	アナフィラキシーショック	無脈性電気活動，心静止	突然発症・誘因（蜂刺され等） 全身の膨隆疹	×
		神経原性ショック	無脈性電気活動，心静止	病歴のみが頼り	×
	循環血漿量減少性ショック	大量出血	無脈性電気活動，心静止	重症外傷の病歴 FASTで体幹内出血所見	×

　　　　検査手段です．蘇生を担当する医師として，是非とももっておきたいスキルの1つですね．

Dr.小倉：E-CPRの適応判断にあたり，どのように蘇生を行っていくか？ をまとめてみましょう．心肺蘇生はC-A-Bのアプローチで進められます．
　　　　・心臓マッサージを開始し，気道を評価し，上気道に異物があればそれを除去．
　　　　・その後に確実に気道を確保して換気し，その換気を評価し，この時点で気道閉塞や肺胞低換気による心肺停止か？ 否か？ の診断をする．
　　　　・続いて，初期波形の情報をもとに心肺停止の原因が心原性か？ 否か？ を鑑別し，病歴や既往症を聞きながら，最後に超音波を駆使し，心肺停止の原因について診断をする．

表5 超音波検査を行う場面

急性循環不全	病態	病名	初期心電図波形	特徴と特記所見	E-CPR
	心原性ショック	心筋梗塞	心室細動，無脈性心室粗動	突然発症＆胸痛の病歴 心血管イベントのリスク	◎
		心筋炎＆心筋症	無脈性電気活動，心静止 心室細動，無脈性心室粗動	数日の経過 徐々に進行する心不全症状 心臓超音波で菲薄化・肥大化した心筋	○
		急性大動脈解離	無脈性電気活動，心静止 心室細動，無脈性心室粗動	突然発症・胸背部痛の病歴 心臓超音波で心嚢液 心臓超音波で上行大動脈内フラップ 左胸腔に胸水	△ →×
	閉塞性ショック	急性肺塞栓症	無脈性電気活動，心静止	突然発症 心臓超音波で右室負荷所見 血栓症リスクの病歴＆既往	◎
	血液分布異常性ショック	アナフィラキシーショック	無脈性電気活動，心静止	突然発症・誘因（蜂刺され等） 全身の膨隆疹	×
		神経原性ショック	無脈性電気活動，心静止	病歴のみが頼り	×
	循環血漿量減少性ショック	大量出血	無脈性電気活動，心静止	重症外傷の病歴 FASTで体幹内出血所見	×

表6 超音波検査で想起される病態・疾患

超音波検査所見	病態	想起される急性疾患
右室の拡大	肺高血圧	急性肺血栓塞栓症
心嚢液	心タンポナーデ	急性大動脈解離 急性心筋梗塞・自由壁破裂
上行大動脈内フラップ	冠動脈解離＆閉塞	急性大動脈解離
胸腔内Echo Free Space	血胸 左血胸	出血性ショック 急性大動脈解離＆大動脈瘤破裂
腹腔内Echo Free Space	腹腔内出血	出血性ショック
中心静脈内血栓 腹部大動脈瘤所見	重症深部静脈血栓症 後腹膜出血	急性肺血栓塞栓症 腹部大動脈瘤破裂

看護師 ：先生！ 実際のドクターヘリの症例を解説してもらえますか？ 特に E–CPR を決定したあたりを．

Dr. 小倉 ：了解．

看護師 ：無線用語になってる（笑）．

Dr. 小倉 ：了解（笑）．それじゃ，一つひとつ振り返ってみよう．

CS：前橋日赤 CS より，群馬ドクターヘリ．患者情報，送ります．59歳，男性，工事現場で作業中，胸部不快を覚え，卒倒．CPA 疑い．指令判断でヘリ要請，CPR 実施依頼済み．以上．

フライトドクター：群馬ドクターヘリ，了解．

Dr. 小倉 ：上記は，CS が患者情報をフライトドクターに伝えているシーンを切り取ってみたところなんだけど，どこが重要な情報だか，わかるかな？

看護師 ：うんと，『**胸部不快を覚え，卒倒**』というところですか？

Dr. 小倉 ：できるねー．『**胸部不快**』，『**卒倒**』．これは**心原性心肺停止**かな？ と直感的に感じ取る部分だ．それから？

研修医 ：『**CPR 実施依頼済み**』も大事な情報だと思います．

Dr. 小倉 ：正解．『**CPR 実施依頼済み**』っていうのは，"**CPR の指導**"といって，『消防の救急司令室が，119番の電話をしてきた人を通して，現場にいる一般の方に CPR をするよう指示しました』ということなんだ．この情報は，『chain of survival が遵守されている』ということを意識させる．だからフライトドクターは…

フライトドクター：群馬ドクターヘリより前橋日赤 ER，とれますか？

ER ドクター：こちら前橋日赤 ER．群馬ドクターヘリ，どうぞ．

フライトドクター：59歳男性，卒倒 CPA．前橋日赤リターン，リクエスト．Full CPR．以上．

Dr. 小倉 ：というように，『チャンスあり！ 迷わずに信頼足る基地病院（前橋赤

十字病院）に全力で戻ってきた
い！』と無線で伝えているんだ.

看護師　：へ〜. この短い会話に, それだけの
　　　　　ことが入っているんですか.

研修医　：なんだか, かっこいい（笑）.

Dr.小倉：うん（笑）. 続いては, 救急隊から
　　　　　の情報をフライトドクターがどのよ
　　　　　うに処理したのか？ 見てみよう.

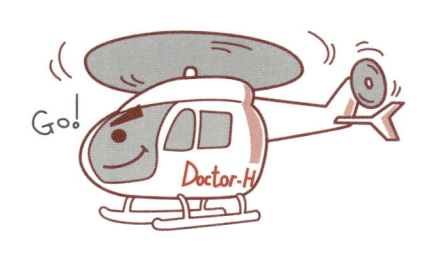

> 渋川救急1：患者情報, 送ります. 59歳, 男性. CPA. 初期波形, Vf（心室細動）.
> 　　CPR実施しAED作動するも, Vf継続. ここまで, よろしいか？
> フライトドクター：オール, コピー. 続けて.

Dr.小倉：この情報で, フライトドクターは『**初期波形＝心室細動→心原性！**』
　　　　　と, さらに心肺停止の原因疾患が心原性であることに確信を抱く.

> 渋川救急1：気管挿管, 静脈路確保, アドレナリン投与. 特定行為, 許可願いた
> 　　い. どうぞ.
> フライトドクター：特定行為, 了解. ただし, 現場出発を優先し, 即座にランデ
> 　　ブーポイントへ向けて搬送開始せよ.
> 渋川救急1：了解.

Dr.小倉：そして, 現場救命士には, **さらなる高度な蘇生処置（特定行為）の**
　　　　　許可を無線から出すんだけど, 自分との接触が遅れないよう, 即座
　　　　　にランデブーポイントに向けて搬送することを優先させていること
　　　　　も伝えている. なぜかと言えば, 『**AED作動するも, Vf継続**』とあ
　　　　　り, **難治性Vfで蘇生にはE-CPRが必要かも!?** と思っているからだ.
　　　　　E-CPR適応の場合には, いち早く病院に搬送しなければならない.
　　　　　だから, 救命士に搬送を優先させたんだ.

> フライトドクター：挿管, 8.0Fr. 24 cm門歯固定. 換気OK. 救急隊, 換気4秒
> 　　に1回.
> 救急隊：了解.

フライトナース：ライン，20G，左正中静脈確保．アドレナリン 1 筒．

フライトドクター：ありがとう．救命士，ルーカス®装着．

救命士：了解．

フライトドクター：心エコーします．右室OK．心嚢液なし．大動脈拡大なし．左胸水なし．大動脈フラップなし．

Dr. 小倉：このシーンは，フライトドクターが自分で蘇生をしている現場だ．心臓マッサージが施行されているなか，救急隊・救命士と協力しながら，A→B→Cの順番で立ち上げている．そして心臓超音波をささっとあてて，心原性心肺停止の原因疾患が急性大動脈解離ではなく，急性肺血栓塞栓症でもなく，やはり**急性心筋梗塞の可能性がきわめて高い！** という結論に至る．

フライトナース：波形チェック．

フライトドクター：Sinus Tachycardia（洞性頻脈）．首，触れます（頸動脈触知）．ST上がってます．

Dr. 小倉：ここで自己心拍再開の後，心電図上のSTセグメントの上昇を確認し，急性心筋梗塞による心肺停止だと確信する．

フライトドクター：それじゃ，ストレッチャー移るよ．僕の合図で！ 1, 2, 3 ! よいしょ!!

フライトナース：オッケー．バイタルチェック．

フライトドクター：…Vfだ！ ルーカス®再起動．CPR再開．このまま行くよ．ヘリ搬入！

研修医：先生，この『このまま行くよ．ヘリ搬入！』ってのがわからなかったんですよ．

Dr. 小倉：なるほどね．これは，**フライトドクターがE-CPRを完全に意識していることの表れ**．急性心筋梗塞の難治性Vfは，本当に手ごわい．なかなか止まらないから．Vfを止めるためにいろいろとチャレンジすることはあるけど，フライトドクターは基地病院へ帰ることを最優先にしているんだ．伝家の宝刀＝E-CPRが頭にあるから．

看護師 ：なるほど．それだけ**早期搬送にこだわっている**んですね？

Dr. 小倉：うん．事実，抗不整脈薬の投与は，ヘリで搬送している間にもできる．このケースは**早期の抗不整脈薬投与よりも早期の搬送を選択**しているんだね．

フライトドクター：群馬ドクターヘリ．59歳，男性．難治性Vf．除細動，計6回．アミオダロン無効．屋上着陸．E-CPR，Stand-by．

前橋日赤ER：E-CPR…了解!!!!

Dr. 小倉：最後に，ヘリの中で**抗不整脈薬を使ってもVfが止まらなかった**事実を基地病院に伝え，**E-CPRを施行する**ようオーダーを出した．

看護師 ：うん．うん．よくわかりました．フライトドクターって，本当にいろいろと考えて，判断をして，そうやって頑張っているんですねー．

4 症例：E-CPR

症例（続）

59歳，男性．突然発症の胸部不快感に引き続く，心肺停止のためにドクターヘリ要請．急性心筋梗塞による難治性心室細動のため，フライトドクターによる心肺蘇生法継続の状態で，ドクターヘリにて来院した．到着までに除細動は6回，アミオダロンを投与されている．発症から病院到着までは32分を要している．

ER経過

来院後もVf継続を確認．搬入直後の胸部X線写真では，縦隔の拡大は認めなかった．ERチーフドクターにより最後の超音波検査が施行され，右室，心嚢液，大動脈，腹腔内に異常所見がないことが確認され，E-CPRが施行された．搬入から12分，E-CPRが開始され，透視室へ移動となった．ECMOの確立は，心肺停止発生から44分であった．

血液ガス所見

（人工呼吸器設定PC-SIMV，F_IO_2 100％，PEEP 10 cmH$_2$O，Pdrive 10 cmH$_2$O） pH 7.13，PO$_2$ 362 mmHg，PCO$_2$ 45 mmHg，BE − 9 mmol/L，Lactate 7.3 mmol/L

心室細動継続も，ECMO の確立により脳蘇生は完了していると判断し，除細動せずに緊急 CAG を施行．所見は，#1. 25 ％，#6-7. 100 ％，#12. 50 ％であった．責任病変である #6-7 に対して緊急経皮的冠動脈再建術および IABP 挿入術を施行．冠動脈血流再開を確認し，除細動を施行したところ，洞調律に復帰した．加えてカニュレーション施行側の大腿動脈に対してバイパスを施行して下肢阻血を回避し，ICU 入室となった．

ECMO setting

脱血：25Fr 右大腿静脈経由 IVC 脱血　medtronic　Bio-Medicus®
送血：19Fr 右大腿動脈経由腹部大動脈送血　medtronic　Bio-Medicus®
左大腿動脈：IABP 挿入（1：1 駆動）
ポンプ：MERA　HCS-CFP システム　HCF-MP23H ポンプ
人工肺：MERA　シリコンコーティング多孔質ピロプロピレン膜　エクセラン®
回転数 2,650 rpm，流量 3.5 L，スウィープガス 3 L
冷温水槽：34 ℃設定

E-CPR後　バイタルサイン

意識レベル JCS 300（鎮静・鎮痛施行），血圧 85/27 mmHg（with IABP），HR 110 bpm，RR 12 回 / 分（人工呼吸），SaO$_2$ 100 ％，体温 35.0 ℃（膀胱温）

E-CPR装着後　身体所見

呼吸音：両側で軽度クラックルを聴取，心音：Ⅰ →，Ⅱ →，Ⅲ −，Ⅳ −，心雑音なし，腹部：平坦で軟，瞳孔：右 2.5 mm，左 2.5 mm，対光反射は両側で鈍磨 ECMO カニューレ挿入部において，中等量の出血あり，ガーゼ圧迫中．血腫形成は認めない．

研修医　：夜間，一人当直の二次輪番病院とはワケが違いますね．

Dr. 小倉：二次輪番病院と救命救急センターとは，役割が全く違うからね．E-CPR は，救命救急センターでしかできない医療．その救命救急センターの中ですら，結果を残そうとしてもなかなか残せなかったりする．連携がうまくいかず，E-CPR を施行する前に患者さんが亡くなってしまったり，E-CPR を施行できても ECMO 装着に長時間を要

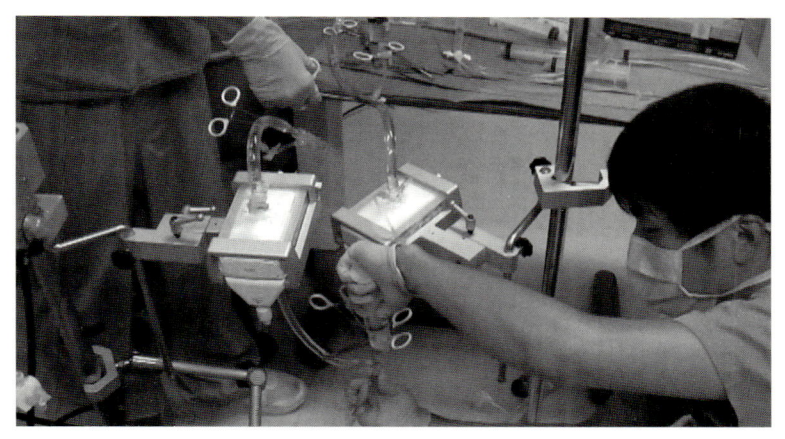

図2　トレーニングの写真
（カラーアトラス❻参照）

したり．価値のあるE–CPRをやり遂げるには，**普段からの組織づくりとトレーニングが重要なんだ**（**図2**）．こういう部分は，エビデンスになっていない部分だけど，臨床の最前線でE–CPRをやっている僕にとっては，E–CPRの結果を左右する最重要項目だよ．

研修医　：日々の鍛練．なんだか，わかる気がします．

看護師　：E–CPRって，なんだか職人技ですものね．

Dr. 小倉：そして，さらに重要なのは，**E–CPRといえど，蘇生が完了すれば，それは純粋なECMO管理となるということ**．ECMOの管理に長けていない施設では，E–CPRをやりとげても，結局ECMOの管理に失敗してしまう．E–CPRに成功してECMO管理でコケた場合でも，結果として蓄積されるデータは，『E–CPRは治療成績がイマイチ』ということになっちゃう．そういうデータを眺めていると，『E–CPRって意味あんの？』ってなってくる．だからE–CPRは，ECMOに長けた熟練の救命救急センターでしか結果を残せない医療だと思うんだよね．

研修医　：ハードル高いっすねー．

Dr. 小倉：うん．だからこそ，僕らだってECMO管理のシミュレーショントレーニングと，E–CPRのシミュレーショントレーニングを定期的にやってる．そのトレーニングには，看護師さんもMEさんも，他の科の先生にも参加してもらってる．そうやってチームパフォーマンスを高

める努力を日々やって，結果につなげているんだ．

看護師 ：なんだか，高校の部活みたい（笑）．

Dr.小倉：熱いだろ？（笑）

看護師 ：うん（笑）．

入院後経過

ICU入室後，脳低体温療法を行った．冷温水層34℃設定とし，24時間継続．その後に1℃／日のペースで復温し，復温後は36℃で体温を維持した．冠動脈再建後，心収縮力は改善したが，血行動態が安定せず，1日に7,000〜10,000 mLの容量オーバーで経過した．第3病日，体液過剰のため心原性肺水腫は増悪し，心機能の立ち上がりとともに血行動態は安定するも，ミキシングポイントが上行大動脈から下行大動脈へ移動し，上半身の低酸素血症が徐々に顕在化した．幸いにもIABPのサポートのみで血圧は維持可能と見込めたため，第4病日にV-A ECMOからV-V ECMOにスイッチした．その後，一時的に腎代替療法を要したが，IABPサポート下に除水を行い，第7病日にV-V ECMOを離脱し，翌日にIABPを離脱した．第10病日に鎮静薬を中止し意識レベルを確認したところ，E4VTM6であったため，第11病日に人工呼吸器を離脱し，第12病日にICU退室となった．

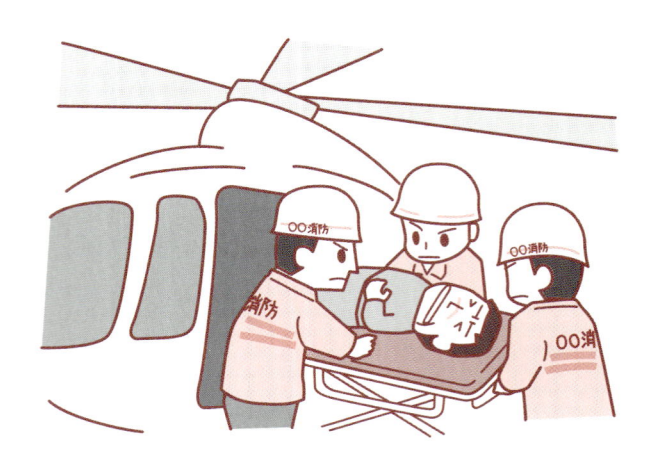

2 E-CPRのココに注目！

1 迅速かつ正確にE-CPRを行うためには？

　　E-CPRでは，とにかくスピードが命です．しかし，迅速にV–A ECMOを装着するといっても，実際の装着までにはいくつものハードルが存在します．まず第一に，何度も述べています通り，**E-CPRの適応となる疾患かどうか？ の正確な診断が必要**です．出血性ショックによる心肺停止の場合にV–A ECMO導入の適応はありませんし，それを導入してしまった場合は，むしろ患者さんにとっては害となりえます．またその後のカニュレーションでも，**カニューレが別の血管に迷入したり，後腹膜に誤挿入となっていたりしないか？ を確認**しながら行う必要があります．焦ってカニュレーションしてしまったがために，カニューレが後腹膜を穿通して挿入されれば，もちろんECMOは脱血不良のために稼働しませんし，血管損傷＆後腹膜穿通という新たな外傷を作ったことにもなりますので，E-CPRへのチャレンジが命取りとなってしまうかもしれません．E-CPRはスピードが命と言えども，間違った適応での導入やその導入の失敗は決して許されません．

2 RUSH Examinationでショックを鑑別！

Dr.小倉：そこで有用なのが**超音波検査**です．超音波は非侵襲的な検査であり，ベッドサイドで施行可能な検査であるため，蘇生の現場では非常に有用です[1]．心肺停止患者の原因診断に超音波診断が有用という報告はありませんが，血圧低下（急性循環不全）時の原因診断に有用であるという趣旨の報告は，近年増えてきました[2]．

表7 RUSH Examination

評価内容	循環血漿量減少性ショック	心原性ショック	閉塞性ショック	血液分布異常性ショック
心収縮	ハイパーダイナミック	収縮弱い	–	ハイパーダイナミック
心形態	心室が虚脱	心臓が拡大	心嚢液 D-Shape 右室拡大 心室内血栓	–
心管内血液量	IVC 虚脱	IVC 拡張 （変動なし）	IVC 拡張 （変動なし）	IVC 虚脱
血管外血液貯留	腹水（FAST） 胸水（FAST）	肺水腫 (Lung Rocket)	頸静脈拡張	–
その他	–	–	胸膜呼吸性変動消失	–
血管異常	大動脈解離 腹部大動脈瘤	–	下肢DVT	–

なかでも **RUSH Examination**[3]（**表7**）というアプローチは，心肺停止患者におけるアセスメントにおいても応用が利きます．RUSHは，Rapid Ultrasound in Shock protocolの略で，ショックの患者に対する超音波検査的アプローチをバンドル化して示したものです．評価内容は，**心臓**，**中心静脈**，**胸腔内**，**腹腔内**，**大動脈**，**胸壁**であり，心嚢液の有無，左心室収縮能，右心系負荷所見，中心静脈径計測による血管内容量の見積もり，胸腔内＆腹腔内液体貯留の有無，大動脈内のフラップおよび大動脈瘤の有無，大腿＆膝窩静脈内の血栓の有無，最後に胸膜の運動を評価します．

急性循環不全による心肺停止は，これらのショックを呈するような病態を経て心肺停止に至ることが多分にありますので，ショックの鑑別診断のための超音波検査を行うことにより，心肺停止の原因をはっきりさせることができる可能性が高まります．RUSH Examinationは**習熟者であれば数分で施行可能**であり，これを施行することで心肺停止患者の原因に当たりがつけられることになりますので，非常に有用と言えます．

3 カニュレーションや血管穿刺にも超音波を活用！

Dr. 小倉： また超音波より，**大動脈や中心静脈を評価する際**に，その内部を通過する**ECMOカニューレのガイドワイヤーを目視**することも可能です．カニューレが適切に中心静脈や総腸骨動脈に留置されるか？ ワイヤーの位置を確認することで，ある程度それを担保できます．さらには，**血管穿刺**の際にも超音波画像をガイドにして穿刺をすれば，血管をリアルタイムで観察しながら穿刺ができるため，心肺停止であるがゆえに解剖学的メルクマールがつきにくく血管穿刺に難渋するような場面を，うまく切り抜けられるかもしれません．このように，E–CPRの現場では超音波検査が非常に役に立ちます．しかし，蘇生の現場というのは，究極の現場です．**そのような状況で超音波診断スキルをしっかりと発揮するためには，普段からのトレーニング**が重要です．E–CPRを担うECMOチームは，鍛え抜かれたチームでなければなりません．

Part
5
E–CPRで繋ぐ命

3　神は細部に宿る（E-CPR編）

プチ解説　**血液凝固管理**

　当然のことですが，心肺停止時には，全身の細胞が酸素運搬不足によりダメージを受けます．そのダメージに対して著しい反応を示す細胞のひとつが，**血管内皮細胞**です．数々の研究が報告している通り，心肺停止蘇生後，この血管内皮細胞の障害により，虚血再灌流障害の一生体反応としてサイトカインの放出と血液凝固異常が観察されます[4～6]．サイトカインの嵐のなかで，血管内皮細胞の障害の程度により，血液は，凝固系が亢進したり線溶系が亢進したりとさまざまな病相を呈します[7]．心肺停止蘇生後症候群における血管内皮細胞の障害の程度は，心肺停止時間や心肺蘇生法の質によってさまざまであり，『心肺停止蘇生後症候群の血液凝固異常は○○である』と，クリアカットに端的に説明することはできません（**図3**）．

　しかし，われわれECMOフィジシャンは，このような右とも左ともわからぬ血液凝固異常の病態のなかを，E-CPRを施行し，その後にICUでECMO管理をやりぬかなければなりません．いままで勉強してきた通り，ECMOを導入するだけで，血栓ができたり，それを溶解させようとして線溶系が亢進したり，ECMO導入そのものが血液凝固異常を誘発します．**心肺停止蘇生後症候群における血液凝固異常とECMO導入による血液凝固異常が混在した病態のなか，われわれは戦わなければならない**のです．ECMOを装着するからといって何も考えずにヘパリンを漫然と投与し続けると予期せぬ大出血を起こすこともありますし（消化管出血や鼻出血，カニューレ挿入部の出血が多いです），出血を恐れて抗凝固療法を使わずにECMO管理をしていると，回路内血栓によりECMOが緊急停止することもあります（人工肺やポンプの中で血栓形成することが多く，回路の交換を余儀なくされるため，医療費の浪費も問題となります）．

　一般的にECMO中の血液凝固管理は**APTTでのモニタリングと未分画ヘパリンの投与**で行いますが，前述の通りE-CPR症例のような"Critically ill"な超重症患者における血液凝固管理は，そう簡単にはい

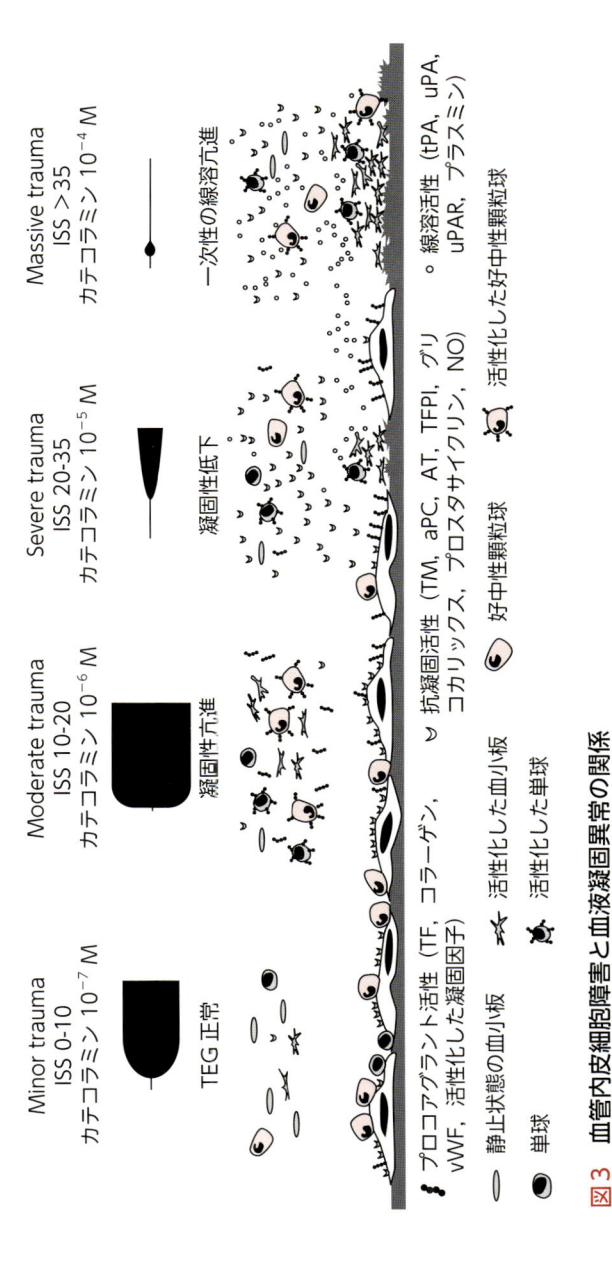

図3　血管内皮細胞障害と血液凝固異常の関係

ISS：injury severity score
TEG：thromboelastography
参考文献7より引用

きません．血液の状態が，今，どのような状態にあるのか？ をしっかり
と把握するためには，APTTだけでなくFDPやD-Dimerなどのその他
の血液学的検査も必要となることがありますし，場合によっては，
Thromboelastography（TEG）などの未保険の検査が必要となるとき
もあります．ECMOフィジシャンは，血液凝固系に精通し，さまざまな
血液検査を駆使し，この難解な病態のなかで安全にECMOを回し切ら
なければなりません．抗凝固薬の選択も，慎重にならなければなりませ
ん．基本的にはECMO管理中は未分画ヘパリンを使用することが一般
的です．しかしながら，線溶系が優位の場合には，ヘパリン投与なしの
管理も可能でしょう．心肺停止蘇生後症候群における血液凝固管理は，
非常に難解と言わざるを得ません．明確な管理方法をこの場に提示でき
ないことを心苦しく思いますが，いずれにしてもECMOフィジシャン
は，血液凝固管理に精通している必要があります．

Part5 の参考文献

1 ）Moore CL & Copel JA：Point-of-care ultrasonography. N Engl J Med, 364：749–757, 2011

2 ）Volpicelli G, et al：Point-of-care multiorgan ultrasonography for the evaluation of undifferentiated hypotension in the emergency department. Intensive Care Med, 39：1290–1298, 2013

3 ）Perera P, et al：The RUSH exam: Rapid Ultrasound in SHock in the evaluation of the critically Ill. Emerg Med Clin North Am, 28：29–56, vii, 2010

4 ）Adrie C, et al：Successful cardiopulmonary resuscitation after cardiac arrest as a "sepsis-like" syndrome. Circulation, 106：562–568, 2002

5 ）Adrie C, et al：Coagulopathy after successful cardiopulmonary resuscitation following cardiac arrest: implication of the protein C anticoagulant pathway. J Am Coll Cardiol, 46：21–28, 2005

6 ）Wada T, et al：Coagulofibrinolytic changes in patients with disseminated intravascular coagulation associated with post-cardiac arrest syndrome--fibrinolytic shutdown and insufficient activation of fibrinolysis lead to organ dysfunction. Thromb Res, 132：e64–e69, 2013

7 ）Johansson PI & Ostrowski SR：Acute coagulopathy of trauma: balancing progressive catecholamine induced endothelial activation and damage by fluid phase anticoagulation. Med Hypotheses, 75：564–567, 2010

第3章
ECMOだから
できること

Dr.小倉： 基礎知識を学んだ第1章に続いて，第2章では現場での実際の症例を通して学んで来た．理論と実践，その両方勉強すると，自信につながっていくんじゃないかな？

看護師： そうですねー．なんとなく，ECMO患者さんが怖くなくなりました．

Dr.小倉： そう！ECMOなんか怖くない！ECMOはホント頼もしいお友達でね，ECMOと仲良しになると，思いもしないような治療ができるんだ．

研修医： 思いもしないような治療？

Dr.小倉： そう！ECMOにしかできないとっておきの治療があるんだ．それは重症患者のAwake管理とEarly Mobilizationだ．

研修医： 何ですか，それ？

看護師： Awake？Early Mobilization？？

Dr.小倉： よし！んじゃ，最後の講義，開始だー！

研・看： おう！

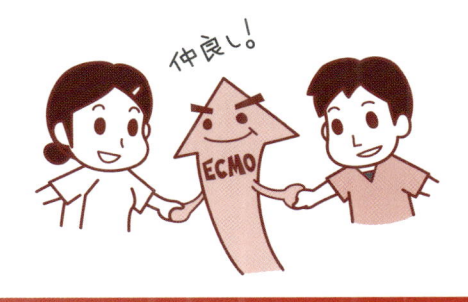

1 覚醒したECMO患者の管理
～心地よさを目指して

1 なぜAwake ECMOが必要なのか?

看護師 ：先生！ 最近，**ECMOが取り付けられている状態で患者を覚醒させる試み**が，世界中で行われていると聞きました．日本でもいくつかの施設で取り組んでいるようですが，どのような経緯で始まったのか教えてくれませんか？ とても興味があります．

Dr.青景 ：私が覚醒して管理されているECMO患者を見たのが，2011年にカロリンスカ大学ECMOセンターに初めて見学に行ったときでした．その管理を見て，当時の私にとって初めて見た治療法でしたので，とても驚きました．そのときには，このような管理が6年後には，全世界的に一般的な管理になっていくとは，想像できませんでした．

看護師 ：最初に覚醒した状態でECMOの管理をはじめた先生は，どうしてそのようにしようと思ったのでしょうか？

Dr.青景 ：パルマー先生は，最初にAwake ECMOを提唱した医師です．カロリンスカ大学ECMOセンターでは，2000年代にすでにそのような管理方法を行っていました．彼は，患者を**できるだけ長期に安定的に管理するためには，覚醒させる必要がある**と考えたのです．

看護師 ：どうして，長期管理には覚醒する必要があるのですか？

Dr.青景 ：鎮静薬を使用されて寝させられていると，**鎮静薬の副作用**により血圧も低くなり，尿量も減少し，浮腫も改善しなくなり，そして褥瘡ができて感染にも弱くなる．関節は拘縮し，筋力は低下します．このような状態は，長期管理を行うのに不都合と考えたからです．でも，覚醒して管理するようになってから，また別のメリットに気づくことになりました．

看護師 ：別のメリットですか？

Dr. 青景：患者さんが痛みや苦しさなど，異常を教えてくれることです．また，脳梗塞や出血合并症を早期に発見できたこともありました．でも，一番大きなメリットは，患者と（筆談などで）会話ができ，患者のしたいことや治療に対する患者の意思を知ること，さらに患者とコミュニケーションがとれることによってスタッフや家族のモチベーションを維持することができること．このように**コミュニケーションがとれることがいろんな意味でプラスに働きます**．

看護師：なるほど．何週間も鎮静された状態の患者をずっと管理していたら，その患者が回復するという期待がなくなってしまうのもわかる気がします．「いつまでこんな治療を継続するのか」ってあからさまに言うスタッフもでてきたりすると，もう，心が限界！って思うこともあります…．

研修医：わかるな，その感覚．

2 「心地よい覚醒」が大切

看護師：でも，覚醒させるといっても，せん妄や不穏，呼吸苦で苦しがる患者さんもいますよね．どうしているんですか？

Dr. 青景：実はこれが最も難しい．覚醒は，**「心地よい」覚醒**でなければならないのです．心地よい状態で管理するためには，まず**「感覚的な快適さ」**を満たすことです．感覚というのは，視覚，聴覚，嗅覚，味覚，触覚のことです．例えば，見たいビデオを見させるとか，音楽を聞かせるとか，アイスクリームや果汁をなめさせるとか，痛いところがないようにするなどです．それから，**「共感的態度」**です．「それは大変ですね」「苦しかったですよね．でも治療はうまくいっていますから…」などという声かけをすることで，患者さんは励まされ，また信頼関係を構築することができます．そして，**「情報提供」**をすることです．ECMOが導入されて覚醒した患者は，どうして自分が病院にいるのか？ECMOが取り付けられているのか？今後どうなっていくのか？など情報がなく不安でいっぱいです．病状について，楽観的，共感的態度で患者に伝えていく必要があります．

そして最後に，**「支持」**です．最善の治療が継続されていることを保

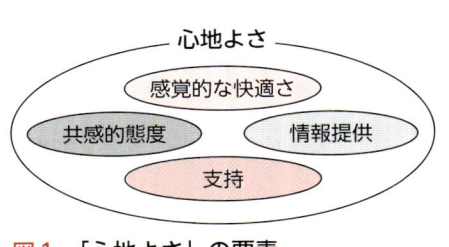
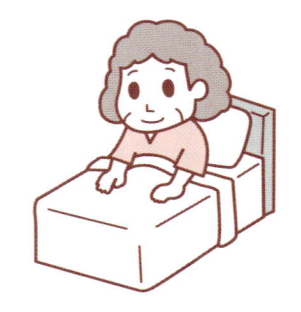

図1　「心地よさ」の要素

証すること，また患者の伝えたいことに傾聴すること，理解してあげることが重要になります．これら，「感覚的な快適さ」「共感的態度」「情報提供」「支持」によって患者に「心地よさ」を提供します（図1）．

看護師 ：あー．看護って，本来そういう感じ．でもICUでは，意識していないと忘れてしまう．なんか気づかされるというか….

研修医 ：といっても，せん妄状態だと，患者さんに説明しても，内容を理解してもらえないというか….呼吸が苦しそうで，覚醒させるのがかわいそうなときもあります．

Dr. 青景 ：覚醒は，**日々トライすることが大切**です．開始時は，覚醒1時間で頻呼吸になったり，暴れてしまったりすることがよくあります．その場合には安全面から，鎮静が必要となります．しかしそのとき，「この患者は鎮静薬を切ると暴れるので，今後はずっと寝させたままで管理しよう」と考えるのではなく，「今日はダメだったけど，明日は大丈夫かもしれない」というようにプラスに考え，日々チャレンジします．今日は1時間，明日は1時間15分．そのようにして，徐々に覚醒する時間を増やしていきます．患者には，状況に適応する力があります．その適応力に期待し，いろいろ試行錯誤しながら，少しずつ覚醒できる条件・環境を探るのです．

3　薬物によるサポート

看護師 ：薬を使って安定した覚醒状態をサポートする，ということはしないんですか？

Dr.青景 ： よい指摘だと思います．リハビリテーション，疼痛管理，環境整備を通して覚醒を促すことが一番重要ではあるのですが，現実的にはそれに加えて薬物でサポートするということは必要です．カロリンスカ大学ECMCセンターの基本的な戦略としては，**急性期**は，**モルヒネ，ミダゾラム，筋弛緩薬**を使用し深く鎮静を行います．そこから**長期戦（1週間以上の管理）**に持ち込む場合は，早い時期に**気管切開**を行います．気管切開を行い，覚醒できるタイミングで**筋弛緩薬を中断**し，**ミダゾラムを減量**して，**モルヒネとデクスメデトミジンで覚醒を促します**．このときに筋弛緩薬を一気に完全に中断せずに，低用量使用して「少し動作を弱くする」というアプローチを行うことがあります．低用量の筋弛緩薬を使用することで，努力呼吸による急激な経肺圧の上昇を防ぎ，安定した人工呼吸が得られ，そして急激な動作による挿管チューブ，カニューレ，中心静脈カテーテルの事故抜去を予防します．

ある程度，安定して覚醒ができそうな状況で腸管の使用に問題がないのであれば，徐々に**静注鎮静薬・モルヒネを内服鎮静薬に変更**します．ベンゾジアゼピン系の使用は最小限にして，**抗精神病薬**を使用します．デクスメデトミジンは，完全に覚醒が得られる状況であれば中止しますが，実際は長期で使用せざるを得ない症例が多いです．

4　覚醒がデメリットになる場合の対応

看護師 ： 勉強になります．逆に**覚醒が適応とならない状態**ってあるんですか？

Dr.青景 ： 例えば，**気胸**が出現した場合には，鎮静のうえ筋弛緩薬を使用して数日間自発呼吸を抑制し肺を休めます．肺胞出血や重度の肺水腫で泡沫状の分泌物が多量に排泄される状況も同様です．その他，強い努力呼吸などで経肺圧が非常に高くなるような「**質の悪い呼吸**」の**場合**や，**咳がひどい場合**には，鎮静が必要となります．覚醒させることが絶対正しいというわけではなく，状況によっては鎮静した方がいいこともあります．覚醒は長期管理を見据えて行うわけで，**覚醒させることが肺保護や病気からの回復にとってデメリットになる**

場合には行わないのです.

看護師 ：「覚醒」もメリットとデメリットがあるんですね. バランス大事だな. でも，デメリットのなかにある**カニューレ事故抜去**っていうのが，どうしても看ていて怖いです. 患者さんが寝ていてくれればその方が楽だなって思ってしまいます.

Dr.青景：事故抜去を予防するために，スタッフ側の意識やトレーニングも重要です. 例えば，覚醒を試みる際に，**スタッフが目の届きやすいところにベッドを配置**したり，患者の顔を動かす場合には**カニューレ挿入部に手を添えるクセ**を付けるようにします. 暴れたときにすぐに鎮静薬・筋弛緩薬が投与できるように，薬剤を準備しておいたりするのも重要です. 患者さんの安全のためにはカニューレの固定も重要で，固定糸の外れの有無をチェックしたり，チューブが少し動いても突っ張らないように余裕をもってベッドやシーツに固定したりします.

実際のところ，**覚醒できるかどうかは看護師の能力や技術に依存します**. まずはECMOの基本的な看護技術，つまりはECMO患者の顔の向きや体位の調整（正中位でカニューレが突っ張らない位置），バランスのとれた抑制，カニューレの保護・保持，チューブとシーツの固定，チューブの場所の調整，ECMOの機材の位置，などを修得しましょう. この細かな行動指針・環境整備はマニュアル化するのがよいです. 安全のために意識して行動することが大切なのです.

看護師 ：なんだか看護師の役割が見えてきました！

5　患者や家族への気遣いを忘れずに

Dr.青景：そして，忘れてはならないのは，**家族**. 家族は患者を最も元気づける存在です. しかし，長期管理となると，家族の負担や不安が大きくなります. 医療スタッフは，家族とのコミュニケーションを通して，家族もサポートしなければなりません. 例えば，ベッドに血液が付着していたりするような環境は，家族には非日常的なものですから不安を増大させるのでいけません. また家族のなかには，「患者との面会は治療の邪魔になるから」と，気を使って来なくなる方も

いますし，面会したときに，心拍数や血圧が上がるのをモニターで見ると怖くなってしまう方もいます．面会は家族にとって気楽なものではないこともあり，「来てくれてありがとうございます」「患者さんも喜びますよ」など，家族にポジティブな声かけをすることで面会の抵抗感を軽減させたりします．

Dr. 青景：医師も，患者に対して気遣いが必要です．検査も密なスケジュールを組まないことです．緊急の場合以外は，**処置や検査を詰め込み過ぎず，起床して生活して寝るという一日のリズムをつくることが大**切です．覚醒したECMO患者の管理は，ICU患者の管理よりも一般病棟の患者の管理に近いかもしれませんね．ただ，ECMO患者は行動の自由は制限され，自分で動くこともできないので，**時間の感覚がなくなりがち**です．毎日，単調で退屈な日々を過ごしていると，日付だけではなく，季節もわからなくなる患者もでてきます．手が動かせるようになれば，日付の感覚を失わないように日記をつけてもらったこともありました．カロリンスカECMOセンターでの，退院後のフォローアップで認知機能を検査しているのですが，**完全に覚醒して管理されていた患者であっても，ECMO中の記憶はほとんど残っていません**．わずかに記憶していることは，誕生パーティーをしたことや，季節の催し物をしたとき，遠方から友人が面会に来たことなど，特別なイベントだけです．

研修医：そんなに記憶に残っていないものなのですね．

Dr. 青景：パルマー先生は覚醒したECMO患者に必要なものは，**エンターテイメント**と**サプライズ**と言っています．彼は，ECMO患者の認知機能を保つために，誕生パーティーを催したり，化粧や染髪を許可したり，家族と一緒にコーヒーやワインを飲むことを許可したりと，ICU患者らしくないことをして，少しでも退屈なICU生活を楽しくするようにしていました．このように全身状態だけでなく，精神面でも安定した管理が行えるよう，カロリンスカではいろいろと工夫していました．日本のICUではみられない光景ですし，私も学ぶものが多かったです．このような管理が，Awake ECMOそしてICU管理の神髄だと思っています（図2は覚醒している患者の写真）．

看護師：Awake ECMOって難しそうですけど，やっぱり素敵ですね．

Part

6

Awake ECMO

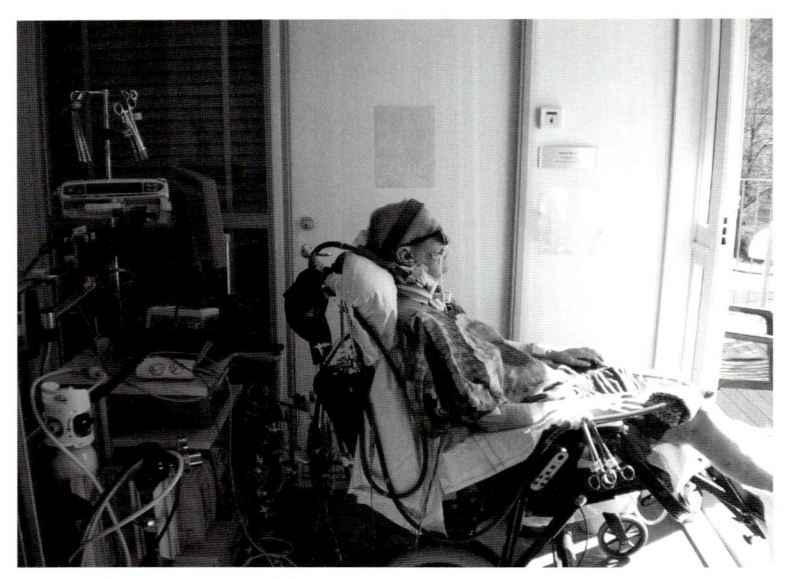

図2　バルコニーで日光浴をしている ECMO 患者

1 ECMOの患者さんの 日常への復帰を目指して

Dr. 小倉：青景先生．Awake ECMO のお話，ありがとうございました．Awake ECMO，素敵ですね．重症患者管理の最高峰だと思っています．このセッションでは，その Awake ECMO をさらに進めた，ECMO における **Early Mobilization** についてお話したいと思います．

研修医：Early Mobilization ってなんですか!?

Dr. 小倉：たしかに！Early Mobilization っていうのは，日本語で**早期離床**と訳される（図1）．

看護師：それなら聞いたことあるわ．

Dr. 小倉：うん．Early Mobilization は，Awake ECMO の延長線上にある．ECMO の患者さんを，ただ "Awake に"，ただ "覚醒を" …というだけでは，患者さんはきっとよくならない．離床っていうのは，まさにベッドから離れるという意味なんだけど，それはすなわち，"**病床から社会へ復帰してゆく**" ということを表す臨床用語なんだと，僕は思ってる．実際のところ，みんな，ECMO が装着された患者さん，社会へ復帰していく姿を想像できるかな？退院して，自分の足で歩いて，会社に行って仕事をし，給料をもらって，買いたいものを買い，好きな人と自由な時間を過ごす…そんな日常を取り戻していけるかな？

看護師：…．想像しようと思ったこともありませんでした…．

Dr. 小倉：僕らが想像できないこと．患者さん本人が想像できると思う？

研修医：…．厳しいと思います．

Dr. 小倉：患者さんが，ありふれた日常に戻ってゆくことを想像できないってことは，病魔に襲われて床に伏したところから，その直前まで手元にあったありふれた幸せな日常への復帰が想像できないってこと．将来の自分自身に，まったく希望が持てないということなんだ．

看護師：悲しいです．ECMO が装着されたら，もう人生おしまいのような…．

Part
7

Early Mobilization

183

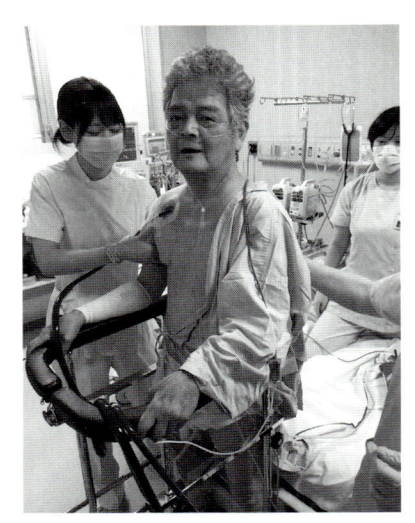

図1 Early Mobilization を実施中の患者さん

Dr. 小倉：僕が大学で受けた教えなんだけど，**僕たちは，病気を診ているんじゃない．病人を診ているんだ**．病人を診る医療を，ECMO でもやろう．患者さんが自分の明日に希望が持てるような医療をやろう．Early Mobilization は，そういった熱い想いを臨床的な形にして表現することを後押ししてくれる，Evidence Based Medicine なんだ．

研修医：Early Mobilization について，勉強したくなりました！

Dr. 小倉：よし，それじゃあ最後に，一般的な Early Mobilization と，ECMO における Early Mobilization について勉強して，本書の講義を終えよう．

Part7　Early Mobilization

2 Post Intensive Care Syndrome：PICS

1 臓器障害としての神経筋疾患

Dr. 小倉 ： この数十年，世界のICUでは，パラダイムシフトが起こっているんだ．患者さんを深く鎮静して，安静に（安全に）管理しようというポリシーから，**患者さんを早く覚醒させて，早く動かそうというポリシー**へ，シフトしているんだ．

研修医 ： なぜ，そのような方向へシフトするようになったんですか？

Dr. 小倉 ： はっきり言うと，"患者を楽に！安全に！という考えで鎮静しておくと，患者さんを悪くする"ということがはっきりしてきたからなんだ．これをpost intensive care syndrome（PICS：ピックス）っていう．

看護師 ： PICS？

Dr. 小倉 ： うん．PICSだ．PICSの本体は未だにはっきりとはしていないんだけど，その病態の一部は**神経と筋肉の異常**だと言われている．ICU患者1,421人のうち655人（46％）に神経＆筋肉に異常を認めたという報告や[1]，人工呼吸管理を受けた患者の25〜30％に神経＆筋肉の低下を認めたという報告[2, 3]，急性呼吸窮迫症候群（ARDS）患者ではその割合が60％にも及ぶこと[4]，敗血症患者でも同様に35〜70％の患者で筋力低下を認めること[5〜7]などが，PICSの存在をわれわれに印象づけるデータさ．まさに，ICU患者さんにおける神経＆筋肉の異常は，**臓器障害の1つ**とも言える．

研修医 ： 臓器障害の1つ…．考えたこともなかった．

看護師 ： しかし，先生，神経＆筋力の異常って，ICUに入室してどのくらいの時期から始まるんですか？

Dr. 小倉 ： そのときからだ．

Part **7**

Early Mobilization

看護師 ： えー!? ICU に入室したときからですか!?

Dr. 小倉 ： その通りだ．患者さんの筋肉は ICU に入室した1日目から萎縮が始まり，3日目には5%，10日目には平均で18%も萎縮する[8]．

研修医 ： …．衝撃です…．

Dr. 小倉 ： この筋力低下は，患者さんが重症であれば重症であるほど早期に始まり，被害は甚大．ECMO患者さんは特に，PICSの影響をモロに受けるということが想像に難くないと思う．

看護師 ： …この筋力低下を食い止めるのに，何をすればいいんですか？

Dr. 小倉 ： **動かすこと．**

POINT

- PICSという神経筋疾患は，ICUにおける臓器障害の1つ
- PICSは，ICU入室当初から発症する

3 Early Mobilization

1 ｜ その名のごとく，早期に離床を

Dr. 小倉：患者さんを動かすこと．これが現時点で唯一 PICS に対してできることと言ってよい．じゃあ，いつから？ それは **ICU 入室当日から**．

研修医：当日からですか？

Dr. 小倉：うん，当日からだ．PICS は，ICU 入室時から（いや，それ以前から？）始まっている．他動運動も自動運動も関係なく，患者さんを 1 日目から動かした場合と，1 週間たってから動かし始めた場合とでは，患者さんの身体機能は著しく違ってくる[9]．早く動かし始めれば始めるほど，患者さんの身体機能は保たれるんだ．というか，早く動かし始めないと，PICS が完成されてしまって，ちょっとやそっとのリハビリでは，患者さんの身体機能を回復させることができなくなる[10, 11]．

看護師：え…．でも，**そんな ICU に入室してからすぐに動かし始めるなんて，危なくないですか？**

Dr. 小倉：誰しもが心配することだと思う．しかし，**結論から言うと，危なくないんだ．むしろメリットの方が大きい**．早期離床の安全性は，数々の論文でしっかりと証明されているんだ[12, 13]．

看護師：でも，やっぱり何か，こう，心配で…．早期に離床させるのに抵抗があるというか…．心配になると言うか…．

Dr. 小倉：それを "バリア" っていうんだ．Early Mobilization のバリアは，いくつも存在する．おおまかに列挙すれば，①離床の導入基準の曖昧さ，②不明確なリスクマネージメント法，③離床スペシャリストの不足，④専門離床チームが存在しないこと，⑤離床に対する準備不足（目標の設定，鎮痛・鎮静の整備，多職種による ICU ラウンド），

Part

7

Early Mobilization

⑥ICUの資源，コストの問題，⑦医師や医療従事者の関心の低さ，などだ．

研修医 ： なんだか，いろいろありますね….

2 ／ Early Mobilization の専門家は誰？

Dr. 小倉 ： 日本では，海外とはICUの文化がだいぶ違ってね，Early Mobilizationという医療に，責任をもって取り組む専門家がいない．また，それに取り組む医療環境もない．Mobilizationにマンパワーも資機材も投資していないんだ．Early Mobilizationにとって，これほど厳しい環境はないよ．Mobilizationをリードする専門医がいないということは，Mobilizationをやる基準やその方法，チーム編成，そしてそれをやるにあたってのリスクマネージメント，そのすべてにおいて責任をもって管理する人間がいないということなんだ．看護師さんのいう漠然とした不安は，おそらく専門家（責任者）が存在しないことによるところが大きい．違うかな？

看護師 ： そうですね．責任者がいないってことは，誰に相談すればよいのかわからないってことですし，離床といっても，どんな患者を，どのように動かさせるのか？ そして，もしものときにはどのように対応すべきなのか？ 対応できるのか？…そこら辺をちゃんと把握しておかないと，やっぱり怖いです．患者さんに何かあってからじゃ，悔やむに悔やまれませんから．

Dr. 小倉 ： こんな不安を抱いている人間は，何も看護師さんだけじゃないよね．ICUに患者さんを預けてくれる，主治医の先生も，きっと不安だと思う．そういった不安を抱く医療者に対して，データと実績で，安心・安全なEarly Mobilizationを証明してみせてあげないと，その文化は定着しないんだ．日本には今まさに，そういうEarly Mobilizationの専門家が求められている．

研修医 ： でも，先生，そのEarly Mobilizationの専門家って，いったい何科の先生になるんですか？ ちょっと具体的には浮かばないんですけど….

Dr. 小倉 ： Good Question!! 僕が思うに，それはおそらく**ICUドクター**だと思

う．ICUに入る患者さんの状態を一番よく把握しているのはICUドクターだし，有事の際に即応できるのも，ICUドクター[14, 15]．これからのEarly Mobilizationは，ICUドクターが担ってゆくといっても過言じゃない．

看護師 ：先生！ 期待してます！

Dr.小倉：まかせておいて！ （笑）

POINT

- Early MobilizationはICU入室し次第，as soon as possibleで！
- Early Mobilizationはメリットが大きい
- ICUドクターを軸に，Early Mobilizationのバリアを克服しよう

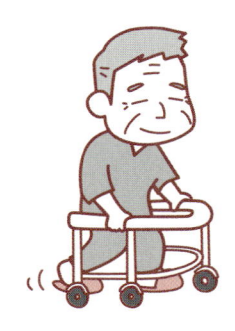

4 ECMOにおける Early Mobilization

1 単なるAwakeで満足するな！

Dr. 小倉：ECMO患者さんでも，Early Mobilizationは絶対に必要．Awake ECMOについて勉強したけれど，それはただ"Awakeに"，ただ"覚醒を"というのではなくて，ECMOが装着された状態にあっても，しっかり離床させようというのが，大きな意味でのAwake ECMOだと思う．もちろん，そもそも一般的なEarly Mobilizationができていないような ICUで ECMO患者さんを積極的に離床させることなんてできないから，ECMO患者さんの Early Mobilizationには，まず，しっかりとしたICUの Early Mobilizationシステムが必要になる．さらに ECMO患者さんにおける Early Mobilizationをやろうと思ったら，リスクマネージメントの観点からも，ECMOについての知識がある人間がリードしなければならない．**ECMO患者さんのEarly Mobilizationは，ECMOチームとEarly Mobilizationチームの双方の連携があって初めて実現するんだ．**

研修医　：そうですね．一般のICU患者さん以上に，ECMOを装着した患者さんのMobilizationは難しいと想像できるし，ECMOに何かあったら，そのときECMOを含めた対応ができるのは，ECMOを操るドクター以外に誰もいないと思います．Early Mobilizationといえども，ECMO患者さんのときは，ECMOチームの協力が必須ですね！

Dr. 小倉：僕がECMOを勉強してきたケンブリッジ大学のPapworth病院やキングスカレッジのSt Thomas'病院では，ICU配属の理学療法士さんと，担当看護師，ECMOスペシャリスト（ECMO看護師），そしてECMO専任のドクター（指導医またはフェロー）がチームを組んで，Mobilizationをやっていた．ECMOにトラブルがあったら即座に対応できるように，緊急蘇生セット一式を常に持ち歩いて，Mobilization していたことをよく覚えてる．

看護師 ： すごい**マンパワー**をかけているんですね．

Dr. 小倉 ： 患者さんが重症であればあるほど，患者さんに装着される医療機器は多くなる一方で，重症な患者さんほど PICS が重篤化しやすいからね．このジレンマを断ち切るために，マンパワーも医療資源も，めいいっぱい投入するんだ．実際にそうすることで，入院期間が短くなったり[16]，ICU 滞在期間や人工呼吸管理期間が短くなり[17]，結果的に**医療費の削減**へとつながるんだ[17, 18]．**PICS に対する早めの重点的対応が，結果的に社会全体によい影響を与える**ことになるんだね．

研修医 ： 日本も早く，それに気がつくべきですね．それこそ，ECMO が装着されるような重症患者さんこそ，Early Mobilization を必要とするんですから！

Dr. 小倉 ： そうだね．ECMO 患者さんへの Awake & Mobilization はとてもメリットが大きい．特に，損傷肺の回復が見込めず，肺移植しか手がなくなってしまったような最重症例において，Awake ECMO & Early Mobilization により肺移植後の生存率が改善するというデータが発表されている[20, 21]．肺移植の前に PICS が完成してしまって，起き上がることも歩くこともできないような患者さんの肺移植が成功する確率なんて，高いわけがない．肺移植になるくらいの最重症例において Awake ECMO & Early Mobilization が有効なのであるならば，いわんや比較的軽症例においてをや！

看護師 ： をや！

研修医 ： **PICS を最小限に抑えながら ECMO 管理をしていく方が患者さんの予後がよさそうだ**ということは，想像にたやすいです．

Dr. 小倉 ： 実は，Mobilization が抗炎症性サイトカインを有意に誘導することが確認されていて[22]，Mobilization が ARDS などの炎症性原疾患に対する補助療法となる可能性すら，指摘されているんだ．びっくりだよね．

研修医 ： ECMO しながら Mobilization！いいことだらけですね！

Dr. 小倉 ： うん．だから，しっかりとした ECMO チームをつくり，Early Mobilization チームと連携し，ECMO 患者さんを PICS から守ろう！

Part

7

Early Mobilization

・ECMOとMobilizationの多職種チームの連携により，ECMO患者さんのAwake ECMO & Early Mobilizationを実現しよう

Part7の参考文献

1) Stevens RD, et al：Neuromuscular dysfunction acquired in critical illness: a systematic review. Intensive Care Med, 33：1876–1891, 2007

2) De Jonghe B, et al：Paresis acquired in the intensive care unit: a prospective multicenter study. JAMA, 288：2859–2867, 2002

3) de Letter MA, et al：Risk factors for the development of polyneuropathy and myopathy in critically ill patients. Crit Care Med, 29：2281–2286, 2001

4) Bercker S, et al：Critical illness polyneuropathy and myopathy in patients with acute respiratory distress syndrome. Crit Care Med, 33：711–715, 2005

5) Witt NJ, et al：Peripheral nerve function in sepsis and multiple organ failure. Chest, 99：176–184, 1991

6) Tepper M, et al：Incidence and onset of critical illness polyneuropathy in patients with septic shock. Neth J Med, 56：211–214, 2000

7) Khan J, et al：Early development of critical illness myopathy and neuropathy in patients with severe sepsis. Neurology, 67：1421–1425, 2006

8) Puthucheary ZA, et al：Acute skeletal muscle wasting in critical illness. JAMA, 310：1591–1600, 2013

9) Schweickert WD, et al：Early physical and occupational therapy in mechanically ventilated, critically ill patients: a randomised controlled trial. Lancet, 373：1874–1882, 2009

10) Walsh TS, et al：Increased Hospital-Based Physical Rehabilitation and Information Provision After Intensive Care Unit Discharge: The RECOVER Randomized Clinical Trial. JAMA Intern Med, 175：901–910, 2015

11) Puthucheary ZA, et al：Acute skeletal muscle wasting in critical illness. JAMA, 310：1591–1600, 2013

12) Bailey P, et al：Early activity is feasible and safe in respiratory failure patients. Crit Care Med, 35：139–145, 2007

13) Morris PE, et al：Early intensive care unit mobility therapy in the treatment of acute respiratory failure. Crit Care Med, 36：2238–2243, 2008

14) Society of Critical Care Medicine：Guidelines for the definition of an intensivist and the practice of critical care medicine. Guidelines Committee;Society of Critical Care Medicine. Crit Care Med, Apr 20：540–542, 1992

15) Gutsche JT & Kohl BA：Who should care for intensive care unit patients? Crit Care Med, 35：S18–S23, 2007

16) Titsworth WL, et al：The effect of increased mobility on morbidity in the neurointensive care unit. J Neurosurg, 116：1379–1388, 2012

17) Winkelman C, et al : Examining the positive effects of exercise in intubated adults in ICU: a prospective repeated measures clinical study. Intensive Crit Care Nurs, 28 : 307–318, 2012

18) Lord RK, et al : ICU early physical rehabilitation programs: financial modeling of cost savings. Crit Care Med, 41 : 717–724, 2013

19) Dasta JF, et al : Daily cost of an intensive care unit day: the contribution of mechanical ventilation. Crit Care Med, 33 : 1266–1271, 2005

20) Fuehner T, et al : Extracorporeal membrane oxygenation in awake patients as bridge to lung transplantation. Am J Respir Crit Care Med, 185 : 763–768, 2012

21) Nosotti M, et al : Extracorporeal membrane oxygenation with spontaneous breathing as a bridge to lung transplantation. Interact Cardiovasc Thorac Surg, 16 : 55–59, 2013

22) Petersen AM & Pedersen BK : The anti–inflammatory effect of exercise. J Appl Physiol (1985), 98 : 1154–1162, 2005

Part
7

Early Mobilization

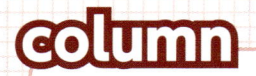

ECMOを通して
集中治療のアイデンティティを考える

　　現在，ICUの管理といっても，さまざまなICUがあります．私は集中治療医を志してから，集中治療のアイデンティティとは何なのか？ということを強く意識していました．これは，麻酔ではなく，救急でもなく，循環器（CCU）でもなく，脳卒中（SCU）でもない，集中治療のアイデンティティという意味です．全身管理の技術面は麻酔科の医師の方が優れているし，初療における救命処置は救急医師の方が優れている．診断学は内科医師の方が優れているし，循環器疾患・脳卒中は循環器医師・脳神経内科・外科医師にはかなわない．集中治療医が最も優れている技術はなんなのでしょうか？そもそも集中治療というアイデンティティって存在するのでしょうか？

　　私は成人内科系集中治療室から，小児集中治療室まで幅広く集中治療を経験してきましたが，集中治療医として大きく成長できたのは，カロリンスカ大学ECMOセンターでの臨床経験です．当然，A（気道），B（呼吸），C（循環）の管理は，麻酔，救急同様に絶対必要な内容ですが，重症患者を長期かつ安定的に管理するためのスキルは，集中治療医が最も目指すべきことなのだろうと思っています．カロリンスカECMOセンターで学んだことは，主に次の3項目です．

①検査上の数値を治療対象とするのではなく，患者自身の身体所見や症状をみながら薬剤を微調整するということ．検査上の数値に関しては完璧を求めすぎず，「十分」なところで管理するということで副作用を起こさずに管理する
②患者が生存できるかどうかを決定するのは，「どのように管理するか」よりも背景疾患の正しい診断と治療の方が大きいこと．集中治療は，患者が回復するまでの時間を（安定した状態で）確保して，さらに積極的に検査・治療が行うことができるような環境を作り出すことで予後改善に貢献する
③内科疾患の重症患者，または診断がついていない患者の場合は，長期管

理を見越して管理の順序を組み立てること．特殊な呼吸管理や（膠原病，血管炎，血液疾患でもない場合に）副腎皮質ステロイドの大量投与を行って短期勝負に持っていくことはしない．特殊な管理法や薬物を駆使して疾患を「治療」するという意識よりは，まず水分管理を適正化して浮腫を改善させて，次に栄養状態を改善させて，蛋白合成（Anabolism）の状態へ持っていき，自分自身の免疫力・修復力を最大限に生かされる全身状態を作り出して，自力での回復を待つ

ECMOでは，麻酔科，救急科，CCU・SCUでは修得することができない，長期かつ安定的に患者を維持するための知識・技術が絶対的に必要であり，またそれを修得するためのよい機会でもあります．これからECMOを勉強する先生に伝えたいことは，ECMOという「治療」自体が予後を改善させているのではなく，きわめて重症の呼吸不全や多臓器不全の場合に従来のICU管理よりもECMOの方が，鎮静管理が行いやすく，栄養状態を改善させやすいため，結果的に予後を改善している，ということです．施設によっては，ECMO導入後には筋弛緩薬を使い不動化して，栄養も点滴で，ECMO中はCTなどの検査はできるだけ行わない，という施設もありますが，そのような管理では長期間の管理は難しく，栄養状態が改善しなければ患者自身の免疫力や修復力の改善を期待することはできません．

　繰り返しになりますが，ECMO導入後にも，ICU管理の基本である，鎮静，鎮痛，栄養の最適化，リハビリなどを行うことが重要です．カロリンスカECMOセンターでは，ECMO導入して1カ月経過しても，浮腫が悪化して，臓器不全が悪化することはあまり経験しません．ただ，ECMO導入して良い状態を維持しても元々の肺疾患の改善が得られない例があり，その場合にECMOの中断を決断することもあります．

　最後に私の師であるパルマー先生（カロリンスカECMOセンター）が私に伝えたメッセージを，今度は私から集中治療を志す皆様に伝えたいと思います．

　"（集中治療のスタッフである）われわれが病気を治しているのではない．患者が患者自身の力で病気を克服しているのである．われわれができるのは，その患者の回復をサポートすることだけである"

〈青景聡之〉

さいごに

　"ECMO は所詮，単なる生命維持装置だ" と勉強してきました．しかし，その単なる生命維持装置を装着し，自己臓器を休め，合併症の少ない優しい管理をし，患者さんが心地よいと思える医療を提供し，そして安全で苦痛のない Mobilization を実現することで，ECMO は単なる蘇生デバイスから治療デバイスへとなってゆくのだと思います．体を起こすこともできないような PICS 必発の最重症患者も，ECMO を装着することで動くことができるようになります．覚醒し，自分の意思で手足を動かし，何かの目的に沿って自分のとりたい行動をとれるようになるのです．それが患者さんの生きる希望となり，生きたいという願望となり，病気を克服しようとする強い意志となるのです．ECMO とは，そういうデバイスなんだと思います．

〈小倉崇以〉

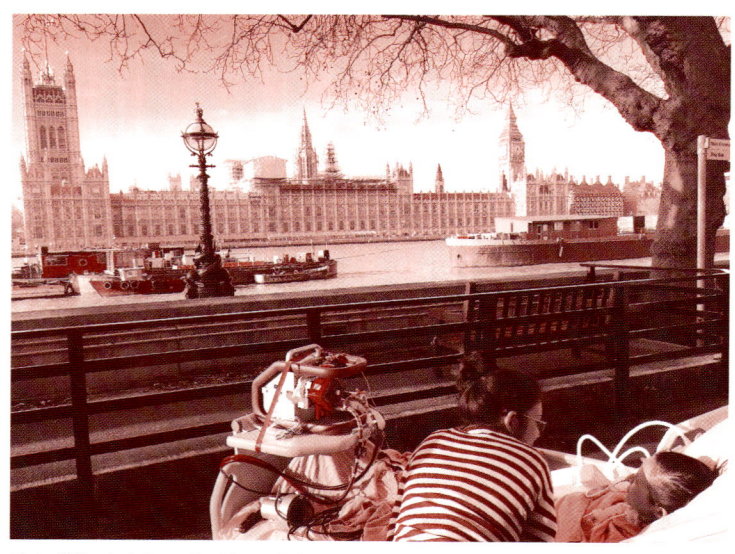

テムズ川のほとりでビッグベンをながめる ECMO 患者の写真です．
あせらずのんびりと療養する ECMO は本当に優しい治療だと思います．

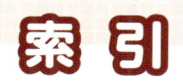

索 引

プロフィール

監修　氏家良人（うじけ よしひと）

岡山大学名誉教授
1975年　札幌医科大学医学部卒業，同麻酔科入局
1985年　札幌医科大学麻酔学講座講師
1987年　札幌医科大学付属病院救急集中治療部副部長・講師
1991年　米国ピッツバーグ大学移植外科留学（文部省在外研究員）
1995年　宮崎医科大学救急医学講座助教授
2000年　岡山大学救急医学講座教授
2015年　岡山大学名誉教授，川崎医科大学救急総合診療医学講座特任教授
　　　　現在に至る
2012年〜2016年に一般社団法人日本集中治療医学会理事長を務める．

執筆　小倉崇以（お ぐらたかゆき）

前橋赤十字病院高度救命救急センター集中治療科・救急科　副部長
2009年東京慈恵会医科大学卒業．2015年 King's college London Guy's and St Thomas Hospital ECMO center 留学．2016年 Cambridge University Health Partner Papworth Hospital ECMO center 留学．2017年より現職．
医学博士，救急科専門医，集中治療専門医，呼吸療法専門医，日本航空医療学会認定指導医，外傷専門医．
World Health Organization (WHO) Emergency Medical Team Burn guideline 作成プロジェクト委員．American Heart Association (AHA) Resuscitation Science Symposium Young Investigator Award 2012年より6年連続受賞．

青景聡之（あおかげとしゆき）

岡山大学大学院医歯薬総合研究科高齢者救急医療学・岡山大学病院高度救命救急センター
2004年日本医科大学卒業後，広島市立広島市民病院にて初期・後期研修を行い，2009年より日本医科大学付属病院集中治療室にて勤務，この時 H1N1 インフルエンザのパンデミックが発生，ECMO に興味をもち，ECMO プログラムを開始した．2013〜2015年に Karolinska University Hospital にある ECMO センターに留学．2017年東京都立小児総合医療センター・集中治療室に勤務し，2018年より岡山大学病院高度救命救急センターに所属となる．専門医：総合内科専門医，循環器専門医，集中治療専門医，呼吸療法専門医．

やさしくわかる ECMO の基本

患者に優しい心臓 ECMO、呼吸 ECMO、E-CPR の考え方教えます！

2018 年 3 月 1 日　第 1 刷発行	監　修	氏家良人
	執　筆	小倉崇以，青景聡之
	発行人	一戸裕子
	発行所	株式会社　羊　土　社
		〒 101-0052
		東京都千代田区神田小川町 2-5-1
		TEL　　03（5282）1211
		FAX　　03（5282）1212
		E-mail　eigyo@yodosha.co.jp
		URL　　www.yodosha.co.jp/
ⓒ YODOSHA CO., LTD. 2018		
Printed in Japan	装　幀	ペドロ山下
ISBN978-4-7581-1823-1	印刷所	日経印刷株式会社